听医生说

骨质疏松

边平达 编著

人民卫生出版社
·北京·

图书在版编目（CIP）数据

听医生说骨质疏松 / 边平达编著. — 北京：人民
卫生出版社，2023.7（2024.4重印）
ISBN 978-7-117-35017-4

Ⅰ.①听… Ⅱ.①边… Ⅲ.①骨质疏松－防治 Ⅳ.
①R681

中国国家版本馆 CIP 数据核字（2023）第 122908 号

听医生说骨质疏松
Ting Yisheng Shuo Guzhishusong

编　著	边平达
出版发行	**人民卫生出版社**（中继线 010-59780011）
地　址	北京市朝阳区潘家园南里 19 号
邮　编	100021
E－mail	pmph @ pmph.com
购书热线	010-59787592　010-59787584　010-65264830
印　刷	北京瑞禾彩色印刷有限公司
经　销	新华书店
开　本	710×1000　1/16　印张:15
字　数	127 千字
版　次	2023 年 7 月第 1 版
印　次	2024 年 4 月第 2 次印刷
标准书号	ISBN 978-7-117-35017-4
定　价	39.00 元

打击盗版举报电话　010-59787491　　E－mail　WQ @ pmph.com
质量问题联系电话　010-59787234　　E－mail　zhiliang @ pmph.com
数字融合服务电话　4001118166　　E-mail　zengzhi @ pmph.com

序

骨质疏松症是一种以骨强度下降和骨折风险增加为特征的、严重影响中老年人身体健康和生活质量的常见骨骼疾病,但我国居民对骨质疏松症的认知普遍不足,骨密度检测率也亟待提高。

2018年中国骨质疏松症流行病学调查结果显示,在50岁以上人群中,骨质疏松症的患病率为19.2%,其中男性为6.0%、女性为32.1%;而在骨质疏松症患者中,患病知晓率仅为7.0%,接受过骨密度检测的比例仅为3.7%。因此,加强骨质疏松症防治的科普创作迫在眉睫。

近年来,边平达主任医师围绕骨质疏松症的病因、临床表现、检查手段和防治措施,并结合实际病例,创作出一系列脍炙人口的科普文章,近期整理成书《听医生说骨质疏松》,该书的出版有助于提高我国中老年人骨质疏松症防治的意识和水平。

序

　　我诚挚地祝贺本书的出版，也希望今后能有更多的优秀科普作品问世，共同推动我国骨质疏松症防治事业的发展！

中华医学会骨质疏松和骨矿盐疾病分会主任委员
上海交通大学医学院附属第六人民医院骨质疏松和骨病专科主任

2023 年 6 月

前言

尽管从事老年骨质疏松症防治研究工作已有十多年，发表了相关学术论文 100 余篇，但专注于科普创作还是 2017 年的事。

前期创作主要围绕骨质疏松症的病因、临床表现和防治要点，创作时尽量先归纳，再结合自己的调查研究资料。比如，把骨质疏松的症状归纳为常说但不常见的症状（疼痛）、常见却不常说的症状（身高缩短）、常说且又常见的症状（骨折），且每个症状都有自己的调查资料进行佐证，因而得到读者的普遍认可。

后期创作主要围绕骨质疏松门诊碰到的典型病例，由于一些病例涉及其他学科，因而常常迫使我去查阅相关资料，成稿后再请相关学科专家审核。因此，我首先要感谢患者，是患者给了我大量的创作源泉和灵感，其次要感谢对我的科普提出修改建议的各位专家，是这些专家保证了科普文章的质量！

文章千古事，得失寸心知。在整个创作过程中，其实也经常感到疲惫和厌倦，此时我总是默默地给自己打

前言

气——创作是一个从无到有的过程，本身就是很艰难的，只有坚持才能成功。本书部分科普文章，曾在报刊、网站发布，相关的编辑对文章也提出了许多修改意见，在此向各位编辑老师致以衷心的感谢！

2023年年初，我开始整理上述科普文章，删除了读者较难理解的内容和罕见病例，数易其稿，汇编成书。本书主要适合于绝经后女性、老年男性和关注骨骼健康的人群阅读，当然也可供从事骨科、骨质疏松科、内分泌科、老年医学科等专业的基层医生参考。

由于本人水平有限，疾病防治理念又在不断更新，故书中定有不妥之处，恳请各位读者朋友批评指正！

感谢中华医学会骨质疏松和骨矿盐疾病分会主任委员章振林教授，百忙之中为本书作序！

感谢所有帮助书籍《听医生说骨质疏松》出版、传播的专家和朋友们！

浙江省人民医院老年医学中心

2023年6月

目录

第三篇 黄金搭档——钙和维生素 D

第四篇 如何评估自己的骨骼

第五篇　治疗骨质疏松的"十八般武艺"

第六篇　骨质疏松典型病例

第一篇
是谁正在偷空我们的骨骼

第一讲
骨质疏松"重女轻男"

骨质疏松症，简称"骨质疏松"，是一种骨量低下、骨组织微结构破坏，导致骨脆性增加、易发生骨折的全身性疾病，它可发生于不同性别和年龄，多见于绝经后女性和老年男性。

一 女性骨质疏松的患病率远高于男性

2018 年，中国疾病预防控制中心慢病中心联合中华医学会骨质疏松和骨矿盐疾病分会，抽样调查了中国大陆 11 省（市）共 2 万余人的骨质疏松患病情况，发现在 50 岁以上人群中，男性患病率为 6.0%、女性患病率为 32.1%；而在 65 岁以上人群中，男性患病率为 10.7%、女性患病率为 51.6%。

女性之所以易患骨质疏松症，主要是因为女性在进入围绝经期后体内雌激素水平迅速下降。雌激素缺乏导致骨质疏松的机制，主要与以下三点有关：①破骨细胞活性迅速增高，骨丢失加快；②肾脏合成 1,25 双羟维生素 D 明显减少，肠道钙的吸收减少；③血钙降低，刺激甲状旁腺素分泌，加快骨的吸收。

二　女性骨质疏松防治的关键时期

我们曾经调查了 600 例年龄在 45～94 岁（平均 72 岁）的中老年女性，发现骨质疏松患病率在其进入围绝经期 20 年内增长速度最快，即从围绝经期的 10% 升高到绝经 16～20 年的 63%（见下图）。因此，女性在进入围绝经期后 20 年，是骨质疏松防治的关键时期。

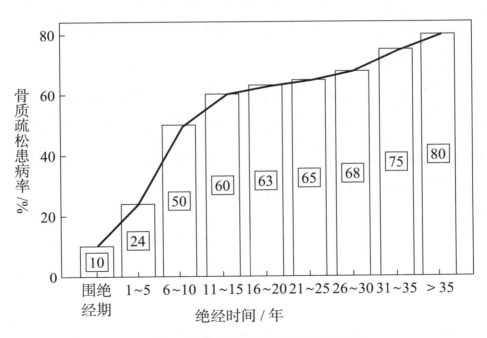

600 例中老年女性骨质疏松的患病率

在上述调查中还发现，女性绝经年龄 36 ~ 62 岁（平均 50 岁），其中有 36 例女性刚达到骨质疏松的诊断标准（骨密度 T 值 =-2.5），这 36 例患者绝经 0 ~ 38 年，平均 20 年。也就是说，女性平均在 70 岁（即绝经 20 年）出现骨质疏松。

三　女性骨质疏松防治需关口前移

从上图中还可以看出，10% 的围绝经期女性患有骨质疏松。女性在围绝经期就出现骨质疏松，主要是因为这些女性在年轻时峰值骨量低于同年龄女性。因此，女性从年幼开始就要坚持喝牛奶和室外活动，以尽可能地提高峰值骨量。

女性绝经后骨密度的变化是一个持续下降的过程，但一位女性在绝经后何时发展到骨质疏松，受其绝经时骨量高低、绝经后骨质丢失快慢、是否及时采取防治措施等多种因素的共同影响。

第二讲
骨骼的三个"小偷"

　　骨质疏松症可分原发性和继发性两大类。原发性骨质疏松症主要分为绝经后骨质疏松症和老年骨质疏松症，其中绝经后骨质疏松症是指女性绝经后发生的骨质疏松，而老年骨质疏松症是指 70 岁以后发生的骨质疏松。继发性骨质疏松症是指由影响骨骼代谢的疾病、药物或其他明确病因导致的骨质疏松，常在祛除病因后缓解。

　　许多骨质疏松患者早期常无明显疼痛等症状，常常是在骨折后经 X 线检查或骨密度检测后，才发现自己患了骨质疏松。那么，究竟是"谁"正在偷空我们的骨骼呢?

一　年龄增加

　　俗话说，岁月是把刀，刀刀催人老。随着年龄的增加，人体各个器官的功能在逐渐下降，骨骼也不例外。根据国际临床骨测量学会的资料，女性骨密度在 25 岁左右达到峰值（见下图），35 岁后逐渐下降。据估计，女性在其一生中约丢失 50% 的松质骨和 30% 的皮质骨，而男性丢失较少，分别为 45% 和 15%。

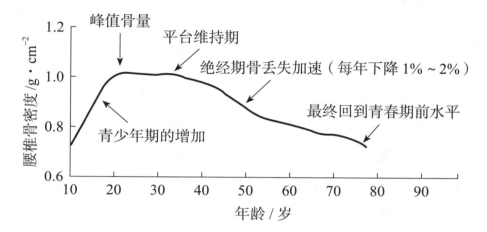

女性腰椎骨密度的自然变化

　　在正常情况下，骨吸收的同时骨形成也在进行，且两者保持动态平衡，但是随着年龄增加，这种平衡被打破，由于骨吸收大于骨形成，导致骨质持续丢失。老年人骨质丢失速度加快，除了与其性激素（包括雌激素和雄激素）水平下降外，还与细胞衰老、肠道菌群紊乱、维生素 D 缺乏等因素有关。

二 某些疾病

可诱发骨质疏松症的疾病有很多，如慢性阻塞性肺疾病、糖尿病、类风湿关节炎、慢性肾脏病、阿尔茨海默病、帕金森病、恶性肿瘤、原发性甲状旁腺功能亢进症等。

近年来，废用性骨质疏松症的防治日益受到人们的关注，这是因为骨骼的新陈代谢与负重、运动密切相关，人体一旦运动能力受限或功能障碍，骨质丢失就会加快。可引起废用性骨质疏松症的疾病和因素有很多，如偏瘫或截瘫、骨折后肢体长期制动等。

三 不良生活方式

1. **吸烟** 烟草中的烟碱可抑制体内雌激素的合成，并促进其分解，从而降低血液中雌激素的含量，增强破骨细胞的活性，使骨质丢失加快；烟草中的尼古丁、氰化物等毒性成分，会抑制肠道对钙的吸收，并干扰成骨细胞功能，从而诱发骨质疏松。

2. **喝酒** 酒中的乙醇可影响肝脏中 25 羟化酶的活性，导致 25 羟基维生素 D 合成减少；长期喝酒者易患慢性胃炎和肝硬化等疾病，从而影响肠道对食物中营养物质的消化和吸收；乙醇还可作用于睾丸，影响睾酮的合成。另外，喝酒的中老年人容易发生跌倒，其骨折发生率约是不喝酒者的 4 倍。

此外，高钠饮食、长期偏食、盲目减肥、缺少运动、过多摄入含有咖啡因的饮料等，都可诱发或加重骨质疏松。

第三讲
高钠饮食可诱发骨质疏松

根据《中国居民营养与慢性病状况报告（2020）》，我国居民日常平均每日盐摄入量是世界卫生组织建议值（不超过5克）的近2倍。高钠饮食不仅容易诱发高血压、冠心病、胃溃疡、胃癌等疾病，而且还可以加快骨质丢失。

一 高钠饮食促进骨质丢失

钠元素是机体必需的营养元素之一，它参与维持体内水、电解质和酸碱平衡，调节肌肉和神经功能，对正常的生命活动起着重要作用。钠元素在骨骼中的含量约占人体总钠量的一半，参与并维持骨的矿化。

临床研究证实，高钠饮食可加速骨质丢失。国外一项针对168例绝经后女性的研究表明，高钠饮食会加快髋部骨量丢失。因此，绝经后女性减少钠摄入和增加钙摄入，在预防骨质疏松上具有同等重要的意义。

二 高钠饮食诱发骨质疏松机制

一般来说,成年人的安全摄盐量应为每日 1.1 ~ 3.3 克。食盐的主要成分是氯化钠,而氯和钠广泛存在于肉、鱼、蛋和各种蔬菜水果中,即使不吃盐,仅从天然食品中就可摄取足够的氯化钠。高钠饮食诱发骨质疏松的机制主要与以下两条有关。

1. 高钠饮食可以促进尿钙的排泄 一般每排泄 1 000 毫克钠就要同时排泄 26 毫克钙,因而人体排泄的钠越多,钙的消耗也越大。当血钙下降时,骨骼就会释放钙进入血液,从而导致骨质丢失。有研究表明,与低钠饮食者相比,高钠饮食者尿钙排泄增加 6%。

2. 高钠饮食可促使破骨细胞的分化,并增强其功能,从而加快骨吸收 国外有学者曾对 10 名 66 ~ 68 岁的绝经后女性进行研究,在她们坚持低盐饮食一段时间后,每天再额外摄入 6 克的盐。结果发现,10 天后尿中钠、钙的排泄均明显增加,而且血清骨吸收标志物增高,说明高盐饮食会加快骨质丢失。

三 如何减少食盐摄入量

俗话说:"淡盐水好如参汤,浓盐水却似砒霜。"

中老年人应改掉"咸则鲜"的不良饮食习惯，逐渐养成清淡的饮食习惯。那么，中老年人怎样才能做到既少吃盐、又保证正常的食欲呢？

1. 少用酱油（每 100 毫升的酱油中含 16～20 克盐）、番茄酱、辣椒酱、芥末、咖喱等调味品。

2. 少吃咸菜、咸鸭蛋、酱菜、腐乳、笋干、腌鱼、腌肉、香肠、烧鸡、盐水鸭等高钠食品。

3. 少吃海苔、薯片、瓜子、蜜饯、牛肉干和鱿鱼丝等零食。

4. 少进食冰淇淋、运动饮料、冷冻食品、罐头食品以及快餐方便食品。

5. 用玉米、紫菜、蘑菇等有天然风味的食品，制成各种不加盐而味美诱人的食物。

6. 肉汤中含有丰富的氨基酸，可以诱发强烈的食欲，因而在烹饪时，应充分利用肉汤。

7. 充分利用酸味，如醋拌黄瓜等，因为酸味能刺激胃酸分泌，增强食欲。

8. 可以利用柠檬、柚子、橘子、西红柿等，因为这些水果有促进食欲的酸感和风味。

另外，要尽量选择小的限盐勺，如盛一平勺盐为 2 克的限盐勺，并注意在做菜时尽量少放一点盐。

第四讲
有一种"甜蜜"很脆弱

糖尿病是我国中老年人的常见疾病，其慢性并发症（如糖尿病大血管病变、肾脏病变、神经病变和下肢血管病变）可使患者出现心血管病死亡、肾衰竭和截肢，已成为危害我国居民健康的重要杀手。

尽管糖尿病和骨质疏松是两种不同的慢性代谢性疾病，但糖尿病患者由于高血糖、激素异常、胰岛素缺乏、糖尿病微血管病变等因素，会损坏骨组织微结构，诱发或加重骨质疏松，导致骨折风险增加，因而值得高度重视。

一 2型糖尿病患者骨折风险增高

流行病学调查显示，1型糖尿病患者的骨密度较低、骨折风险较高；与非2型糖尿病患者相比，2型糖尿病患者的骨密度虽然没有明显减低，但其骨折风险却明显增高。

国外一项针对32 089名55～69岁绝经后女性的11

年随访发现，2 型糖尿病患者髋部骨折风险是非 2 型糖尿病患者的 1.7 倍，且随着糖尿病病程的延长而增高。因此，有学者认为用双能 X 线吸收法测量的骨密度 T 值，低估了 2 型糖尿病患者的骨折风险。

二　2 型糖尿病患者骨折风险增高的原因

2 型糖尿病患者骨组织微结构受损是其骨折风险增高的重要内因。研究表明，2 型糖尿病患者的皮质骨厚度明显变薄，导致骨强度下降、骨脆性增高，容易在外力作用下发生骨折。

2 型糖尿病患者容易跌倒是其骨折风险增加的主要外因。糖尿病患者容易出现低血糖、视力下降（糖尿病性视网膜病变或白内障）、平衡功能下降（糖尿病性神经病变、糖尿病足和截肢）、直立性低血压等情况，均可诱发跌倒，进而引起骨折。

2 型糖尿病患者不仅骨折风险增加，而且在其骨折后住院期间，院内并发症（包括败血症、泌尿系统感染、深部组织感染等）的风险约增加 50%，从而导致死亡率明显增高。

三　如何降低 2 型糖尿病患者的骨折风险

首先，要控制好 2 型糖尿病患者的血糖水平，积极预防糖尿病相关的各类并发症。多项研究表明，控制血糖水平，使糖化血红蛋白 A_{1c} 低于 8%，可以有效降低 2 型糖尿病患者的骨折风险。

其次，尽量选择对 2 型糖尿病患者的骨骼有保护作用的降糖药物，如双胍类、胰高血糖素样肽 -1 受体激动剂，而避免使用对骨骼健康可能不利的噻唑烷二酮类、钠 - 葡萄糖共转运蛋白 2 抑制剂。

第三，及时使用双膦酸盐类、核因子 -κB 受体活化因子配体（RANKL）抑制剂地舒单抗等抗骨吸收药物，其使用原则、方法，与原发性骨质疏松症患者一致。

此外，2 型糖尿病患者要注意预防跌倒，对跌倒风险较高的 2 型糖尿病患者，在行走时应使用助行器或有人搀扶。

第五讲
中风后须防骨质疏松

脑卒中，俗称中风，是较为常见的脑血管病，缺血性脑卒中（包括脑梗死和短暂性脑缺血发作）约占三分之二，而出血性脑卒中（包括原发性颅内出血和蛛网膜下腔出血）约占三分之一。近年来，中风后骨质疏松的防治日益受到人们的关注。

一 中风后容易发生骨质疏松

中风后发生骨质疏松，主要是由于机械刺激减少而导致的全身骨量丢失，是一种废用性骨质疏松，属于继发性骨质疏松范畴。有研究显示，在机体废用状态下，骨质疏松患病率可高达80%。患者可出现腰背部、坐骨结节、足跟部等处疼痛，常在翻身、坐位、站立、负重时加重，病程较长者还会发生关节粘连、僵硬，出现肾结石，从而严重影响患者的生活质量。

中风后容易发生椎体和髋部等处骨折。中风患者容易发生骨折，除了与骨质疏松患病率增高有关外，还与其机体平衡功能下降容易跌倒有关。一项包括 512214 例中风患者和 22559 例髋部骨折的研究结果表明，中风患者髋部骨折风险增加 50%，且年龄越大，髋部骨折风险就越高，另外女性髋部骨折风险明显高于男性。

二　中风诱发骨质疏松的机制

机械应力刺激减少是中风后诱发骨质疏松的主要机制。中风后由于肢体瘫痪、行走不便，骨骼负重迅速减少，进而导致破骨细胞活性增强，从而诱发骨质疏松。研究表明，卧床和制动时间过长是骨密度下降的独立危险因素，卧床 1～3 个月，跟骨骨量将丢失 2.6%～11.2%。

中风患者通常遗留多种后遗症，如偏瘫、吞咽困难、抑郁、癫痫等，均可诱发骨质疏松。如瘫痪侧肢体由于肌肉麻痹、运动受限，容易发生骨萎缩和病理性骨折；吞咽困难的患者容易出现营养不良；抗抑郁和抗癫痫药物会影响骨骼的新陈代谢。

另外，中风后神经损伤和内分泌异常，也与患者发生骨质疏松有关。

三　如何预防中风后骨质疏松

首先，中老年人一定要积极预防中风。平时要注意合理饮食、坚持锻炼，定期测量血压，检测血脂、血糖，一旦发现患有高血压、高血脂和糖尿病，就要坚持服用降压、调脂和降糖药物。心房颤动患者，应在医生的指导下，接受长期抗凝治疗。

其次，罹患中风后要尽早恢复运动，包括主动运动和被动运动（即主要依靠外力帮助来完成的运动），以延缓骨质丢失和肌肉萎缩。长期制动导致的骨量丢失，虽然在运动后可以恢复，但常常需要 2～3 倍的时间。

最后，要定期检测血钙、尿钙、骨转换标志物和骨密度。中风后，患者骨质丢失加快，其血清骨转换标志物可逐渐升高，伴尿钙、血钙升高。由于骨密度变化比较缓慢，因而对尿钙、血钙、骨转换标志物增高的患者，即使没有发展到骨质疏松，也要尽早使用抗骨质疏松药物。

第六讲
"气急"也可诱发骨质疏松

慢性阻塞性肺疾病（COPD）是一种以气道气流受限为特征的常见老年疾病，其气流受限不完全可逆且呈进行性发展。长期吸烟史、空气污染、低体重、儿童期反复咳嗽、父母肺病史、受教育程度较低等，都是COPD发病的危险因素。

一 COPD 患者骨质疏松患病率高

COPD 主要累及肺脏，但也可引起其他脏器的不良效应，包括骨质疏松、体重下降、营养不良、骨骼肌功能障碍等。我们调查了 502 例平均年龄为 84 岁、无恶性肿瘤病史的老年男性，发现伴 COPD 老年男性的骨质疏松患病率约是不伴 COPD 的 1.5 倍。

COPD 患者还容易发生骨折。国外有学者研究了 245 例COPD 患者（其中44% 为女性，37% 大于75 岁），发现约 10% 的患者有椎体骨折，且年龄较高、病程较长、病情较重、体重较轻的患者，更容易发生骨折。另有研究表明，COPD 患者髋部骨折风险约是非 COPD 患者的 2 倍。

二　COPD 患者为何易患骨质疏松

1. 低氧血症　COPD 患者因反复呼吸道感染，肺泡壁破坏，容易出现低氧血症，而低氧血症可干扰成骨细胞和破骨细胞功能，影响骨骼中主要有机成分 I 型胶原的合成，从而导致骨质疏松。国外有研究表明，COPD 患者的皮质骨厚度、松质骨容量都明显比非 COPD 患者低。

2. 活动减少　COPD 患者因为活动后容易气促，因而常处于室内或卧床状态，其运动明显减少。运动减少可促进甲状旁腺激素分泌，加快骨吸收，使骨密度下降。有学者研究了 COPD 患者 12 分钟步行距离与其骨矿含量的关系，发现步行距离较短者骨矿含量较低。

3. 维生素 D 缺乏　COPD 患者由于反复呼吸道感染、室外活动减少等原因，容易出现维生素 D 缺乏。维生素 D 缺乏不仅影响机体免疫功能，使其易患呼吸道感染，而且影响肠道对钙的吸收，诱发骨质疏松。

此外，COPD 患者容易发生骨质疏松，还与其长期使用糖皮质激素、营养不良、低体重等多种因素有关。

三 COPD 相关性骨质疏松的防治

首先，人们在年幼时就应该注重营养、加强锻炼、预防上呼吸道感染，一旦患有呼吸道感染，一定要及时接受治疗。另外，不要养成吸烟的习惯，调查表明，约 20% 的吸烟者最终发展成为 COPD。

其次，COPD 患者一定要在医生的指导下，长期接受康复治疗，包括营养支持、运动锻炼、物理治疗和家庭氧疗等。其中，运动锻炼包括呼吸训练，如缩唇腹式呼吸等。

最后，COPD 患者平时要注意坚持晒太阳、喝牛奶和室外运动，要注意补充钙和维生素 D，并定期接受骨密度检测。一旦发现患有骨质疏松，就应及时在医生的指导下接受正规的治疗。

第七讲
糖皮质激素性骨质疏松

糖皮质激素具有抗炎、抗毒素、抗休克和免疫抑制作用，主要用于类风湿关节炎、炎症性肠病、过敏性疾病、COPD、器官移植等疾病的治疗，是目前临床上使用最为广泛的药物之一。国内有学者随机抽取医院 1000 例住院患者进行调查，发现糖皮质激素总体使用率为24.3%，其中用于自身免疫性疾病占 23.5%、呼吸系统疾病 20.1%、血液疾病 12.8%、肾脏疾病 10.3%、其他系统疾病 33.3%。

一 糖皮质激素可诱发骨质疏松

尽管糖皮质激素具有明确的抗炎和免疫调节作用，但长期使用会导致一系列不良反应，如骨质疏松、肌病和肌萎缩、糖尿病等。糖皮质激素性骨质疏松是目前最常见的继发性骨质疏松。

一般来说，患者在接受糖皮质激素治疗后，其骨量丢失在第 1 年内最明显（10%～20%），以后每年约丢失 3%。调查资料显示，在口服糖皮质激素后 12 个月内，约 20% 患者发生骨质疏松性骨折，而在口服 5～10 年后上升到 50%，骨折多发生在椎体、髋部和肋骨等处。

糖皮质激素使用的剂量越大、持续时间越长，就越容易发生骨质疏松。如每天服用泼尼松 2.5～7.5 毫克，患者髋部骨折风险增加 77%；而每天服用泼尼松 10 毫克以上且连续超过 3 个月的患者，髋部骨折风险增加 7 倍。在停用泼尼松后，患者的骨量可部分恢复，骨折风险明显下降。

二　糖皮质激素诱发骨质疏松机制

糖皮质激素可通过多种途径诱发骨质疏松。首先，长期应用糖皮质激素可抑制成骨细胞的活性，影响骨骼中 I 型胶原和非胶原蛋白的合成，导致骨量减少、骨脆性增加。

其次，糖皮质激素可抑制小肠对钙、磷的吸收，增加肾脏对钙的排泄，从而使血钙降低，进而刺激甲状旁腺分泌甲状旁腺素，使骨吸收加快。

第三，糖皮质激素可抑制垂体分泌促性腺激素，使体内性激素（包括雌激素及雄激素）的合成减少，对骨骼的保护作用减弱，导致骨质丢失加快。

此外，糖皮质激素引起的肌肉减少、肌力下降，也可诱发骨丢失，并增加跌倒风险。

三 糖皮质激素性骨质疏松的防治

糖皮质激素性骨质疏松贵在早期预防、早期治疗，但对此并未引起人们的重视。调查资料显示，在接受糖皮质激素治疗超过 3 个月的患者中，给予骨质疏松预防治疗的比例不到 15%。

一般来说，对于预期使用糖皮质激素超过 3 个月的患者，在使用前就应接受骨密度和骨代谢标志物的检测，以了解骨密度和骨转换的基础水平；此后一般每 3 月检测 1 次骨代谢标志物，每 6 月检测 1 次骨密度。

由于糖皮质激素对骨骼不存在安全剂量，因而在有效控制病情的前提下，医生要尽可能减少患者使用糖皮质激素的剂量，并缩短使用时间。

在接受糖皮质激素治疗后，患者应注意保持良好的生活方式，包括戒烟、戒酒、平衡膳食、喝牛奶、室外运动和预防跌倒等，并接受规范的抗骨质疏松治疗。

第八讲
甲旁亢和甲旁减

人体的甲状旁腺一般有 4 枚，位于甲状腺后壁两侧。甲状旁腺有比较丰富的血液供应，并分泌甲状旁腺激素。甲状旁腺功能亢进症和甲状旁腺功能减退症，是甲状旁腺激素异常分泌所致的两种疾病，两者对机体的影响迥然不同，治疗也有明显差异。

一 甲状旁腺功能亢进症

原发性甲状旁腺功能亢进症（简称"甲旁亢"）是由于甲状旁腺组织原发病变（多为腺瘤或增生肥大）分泌过多的甲状旁腺激素，使骨吸收加快，血钙、尿钙增高，同时又抑制肾脏对磷的重吸收，导致低磷血症。该病的患病率约为 1/1000～1/500，好发于绝经后女性，少数患者有家族遗传史。

由于骨质丢失加快，患者可出现逐渐加重的全身性骨骼关节疼痛，其中以下肢和腰部最为明显。病程较长者，可出现身高缩短、脊柱侧弯、胸廓塌陷和四肢弯曲等症状，且在轻微外力下发生骨折。血液检测可发现患者的骨转换标志物和甲状旁腺激素水平明显增高，25 羟基维生素 D 水平偏低。

由于尿钙排泄增加，患者容易继发多发性泌尿道结石，并反复出现泌尿道感染，甚至诱发肾衰竭。血钙增高，不仅可刺激胃壁细胞分泌胃酸，诱发消化性溃疡和急性胰腺炎，而且可促进血管平滑肌收缩、血管壁硬化，导致高血压。部分患者还会出现淡漠、幻觉、倦怠、抑郁等神经精神症状。

二 甲状旁腺功能减退症

甲状旁腺功能减退症（简称"甲旁减"）是指甲状旁腺激素分泌过少或效应不足而引起的一组临床综合征，其临床特征与甲旁亢相反，主要是低钙血症、高磷血症、神经肌肉兴奋性增高和软组织异位钙化等。甲旁减的发病率低于甲旁亢，且多与颈前（甲状腺、甲状旁腺、喉部）疾病手术时切除甲状旁腺或阻断其血液供应有关。

甲旁减患者是否出现临床症状，主要取决于患者血钙下降的速度、程度及其持续时间。与甲旁亢患者截然不同的是，甲旁减患者可出现骨质硬化、骨皮质增厚等骨骼异常改变，骨密度明显高于同年龄、同性别的人群，血液检测可发现患者的骨转换标志物和甲状旁腺激素水平明显较低。

甲旁减患者可出现疲乏、四肢和口周麻木、手足搐搦等肌肉神经症状，脑基底节钙化的患者可出现帕金森综合征、认知功能障碍和其他运动障碍疾病。另外，患者还可出现慢性便秘、腹痛、胸痛和心律失常等症状或体征。

三　二者治疗方案明显不同

对有症状的甲旁亢患者，或虽无症状但伴有高钙血症、骨质疏松、肾脏损伤，或年龄小于 50 岁的患者，应尽早接受手术治疗，血钙、甲状旁腺素水平常在术后短期内恢复正常。对不能接受手术的患者，应注意充分补液，并应用双膦酸盐和降钙素等抗骨吸收药物。

需要注意的是，尽管甲旁亢患者的血清 25 羟基维生素 D 水平较低，但由于过多的甲状旁腺素可促使 25 羟基维生素 D 转化为 1，25 双羟维生素 D，故患者体内的 1，25 双羟维生素 D 水平可能高于正常，因此甲旁亢患者应注意避免服用钙片和活性维生素 D，以免血钙进一步增高。

　　而与甲旁亢相反的是，甲旁减患者应注意积极补充钙片、活性维生素 D 和普通维生素 D。除了口服钙片外，对有手足搐搦的低钙血症患者，还需积极静脉补钙。甲旁减患者由于缺少甲状旁腺激素，其体内 1，25 双羟维生素 D 合成困难，因此应注意补充骨化三醇胶丸，其常用剂量是每天 0.50～2.00 微克（2～8 片），分多次口服。

　　甲旁减患者在服用骨化三醇胶丸的同时，还要注意补充普通维生素 D，并使血清 25 羟基维生素 D 水平维持在 30ng/ml 以上。当然，甲旁减患者在补充钙片和维生素 D 时，也应注意定期检测血钙变化，一旦出现高钙血症，应及时做出相应处理。

第二篇
骨被掏空，
究竟是怎样的体验

第一讲
骨质疏松的三个症状

如果用显微镜来观察，就会清楚地发现，与健康骨骼相比，骨质疏松症患者的骨组织空隙较大，呈蜂窝状，就像被掏空一样。那么，"被掏空骨骼"的患者究竟有哪些症状呢?

一 常说但不常见的症状

说到骨质疏松患者的症状，人们常会想到疼痛。其实，如果没有合并椎体骨折、椎间盘突出、椎管狭窄、腰肌劳损等疾病，大多数骨质疏松患者并没有明显疼痛的症状。

我们曾经调查了 100 多例未接受抗骨质疏松治疗的老年女性骨质疏松患者，发现仅五分之一的患者有轻、中度腰背部疼痛。因此，不能根据是否存在腰背部疼痛，来判断是否患有骨质疏松或者需要接受治疗。

二 常见却不常说的症状

身高变矮（俗称"老缩"）是骨质疏松患者最常见的症状。在老年女性骨质疏松患者的调查中，发现 90% 患者认为自己比年轻时矮了，有的身高缩短甚至超过 10 厘米。

老年骨质疏松患者变矮的原因，主要与以下两点有关：①椎体疏松后，易在跌倒或搬抬重物时发生压缩性骨折，导致椎体被压扁或呈楔形变（此时常伴"驼背"）；②椎间盘因老化而逐渐脱水退化，体积变小、厚度变薄，从而使椎间隙变窄，整个脊柱变短。

因此，中老年人要定期测量身高，如发现比年轻时身高缩短大于 4 厘米，或在 1 年内身高缩短大于 2 厘米，就应警惕罹患骨质疏松，需及时去医院接受骨密度等检查。

三 常说且又常见的症状

让许多骨质疏松患者闻之色变，且又经常出现的症状就是骨折。骨质疏松性骨折（或称脆性骨折），是指在日常生活中受到轻微外力时发生的骨折，其常见部位为椎体、髋部和腕部（即前臂远端），这三个部位的骨折数总和约占所有骨折数的三分之二。

我们调查了700多例老年人四年间的新发骨折情况，发现骨量正常、骨量减少和骨质疏松的老年人骨折发生率分别为5%、13%和20%。也就是说，骨量减少、骨质疏松的老年人，四年间骨折发生率约是骨量正常者的2.6倍和4倍。因此，老年骨质疏松要及早预防、及早治疗。

第二讲
形形色色的腰背疼痛

腰背疼痛是老年人常见的症状，但出现腰背疼痛并不一定就是骨质疏松。那么，典型的骨质疏松性疼痛是怎样的呢？哪些疼痛又常常不是骨质疏松引起的呢？

一　典型的骨质疏松性疼痛

典型的骨质疏松性疼痛，表现为整个腰背部酸痛不适，部分患者可累及双肩和足跟等处，伴疲劳和烦躁等不适，且常在久立、久行或负重（如抱小孩、提重物）后加重，平卧休息后缓解。

上述疼痛多见于绝经后女性，这主要是由于绝经后体内雌激素水平低下，破骨细胞活性增强，骨质快速丢失所致，抽血检测可见其骨转换标志物水平明显增高，也就是说，骨质快速丢失可诱发疼痛。

骨质快速丢失引起的疼痛，常在接受抗骨质疏松治疗后明显缓解。反之，如果在接受规范的抗骨质疏松治疗后，疼痛未见明显缓解，就不支持是骨质快速丢失引起的。

如在跌倒后出现腰背部剧痛，且疼痛在坐位、站立位时加重，平卧后缓解，伴翻身、起床时疼痛，就要考虑有新发椎体骨折，磁共振检查可以确诊，疼痛常在接受椎体成形术后迅速缓解。

二 可引起中老年人腰背疼痛的常见疾病

1. 腰肌劳损 长期弯腰工作，特别是姿势不正确时，就容易出现腰肌劳损，表现为腰部隐痛、钝痛或无力，在劳累后加重、休息后缓解。此类患者首先要纠正不良工作姿势，再辅以理疗、推拿和腰背部锻炼，腰痛常可缓解。

2. 椎间盘突出 腰痛伴下肢疼痛、麻木，常提示有神经受压或腰臀部软组织损伤，如经医生体格检查、腰椎磁共振或 CT 检查，排除椎管内病变造成的神经受压，则可接受针灸、理疗等治疗措施，并注意不要长时间坐在沙发上、床上看电视或玩手机。

3. 椎管狭窄 如腰痛伴间歇性跛行，表现为行走时下肢逐渐出现明显的疼痛、麻木和沉重感，以至于不能继续行走，但在休息片刻后上述症状缓解，又可以继续行走，就要考虑椎管狭窄，腰椎磁共振检查可以明确诊断，针灸、理疗等治疗措施效果较差，常需手术治疗。

4. 风湿性多肌痛 一些中老年女性，出现骨盆、颈部、肩部等处疼痛，伴下蹲、翻身困难，如检查发现血沉（≥ 40mm/h）和超敏 C 反应蛋白异常增高，且排除恶性肿瘤、结核和类风湿关节炎等疾病，就应考虑是风湿性多肌痛，小剂量糖皮质激素有效。

5. 强直性脊柱炎 如果一位中老年人出现腰背部或腰骶部疼痛不适，清晨或久坐后加重伴僵硬感，活动后缓解，腰椎 CT 或磁共振检查提示骶髂关节炎症性病变，人类白细胞抗原 B27（HLA-B27）阳性，则要考虑强直性脊柱炎，患者平时除了要注意坚持锻炼（如游泳、瑜伽、关节操等）和休息（睡硬板床）外，可在医生指导下服用非甾体抗炎药物。

此外，一些恶性肿瘤（如前列腺癌、肺癌等）转移到胸腰椎时，也可出现腰背疼痛。因此当老年人出现腰背疼痛时，一定要先寻找病因，然后进行针对性治疗。

第三讲
常"吊脚筋"是不是骨质疏松

很多中老年人把夜间睡眠时突然发作的腿抽筋，当做是骨质疏松的症状，对此，"骨质疏松"表示比窦娥还冤。如果非要将二者扯上关系的话，倒是能和钙扯上一点点关系。

一 为何容易发生腿抽筋

腿抽筋，俗称"吊脚筋"，医学上称为腓肠肌痉挛，是神经肌肉异常兴奋引起的小腿肌肉不自主、无征兆的过度收缩。发作时肌肉呈明显压榨样收缩，疼痛难忍，持续数秒至数十秒后逐渐缓解，可残留局部痛感。

老年人易发生腿抽筋的主要原因是下肢动脉硬化，血液供应减少，加上夜间睡眠时下肢容易受凉而引起血管收缩，导致腿部缺血、缺氧，从而诱发小腿肌肉不自主地突然收缩。

老年人夜间易发生腿抽筋还与其夜间血钙水平较低有关。在肌肉收缩过程中，钙离子起着重要作用。老年人由于钙吸收能力下降，夜间血钙水平较低，肌肉就容易兴奋而出现痉挛。

二 如何预防腿抽筋

首先，要注意夜间睡眠时下肢的保暖，如穿棉毛裤和袜子，被褥应宽大一些，在冬天还应垫上较厚的棉花垫。睡前用热水泡脚并做适当按摩，可促进下肢的血液循环，减少夜间腿抽筋的发生。

其次，要多食用含钙丰富的食物，如牛奶、豆制品等，并坚持服用钙片。晚餐后服用钙片有助于纠正老年人夜间入睡后的低钙血症。

第三，要戒烟，因为香烟中的尼古丁不仅会诱发血管硬化、血管收缩，而且可影响机体对钙的吸收。

第四，要注意劳逸结合，避免过度疲劳；要注意坚持散步、慢跑和打太极拳等运动，以促进下肢的血液循环。

第五，要注意低盐低脂饮食，多吃新鲜的蔬菜瓜果，服用抗血小板聚集药物、改善脂质代谢的药物、活血化瘀的中成药，并积极防治高血压和2型糖尿病等疾病。

三 出现腿抽筋后怎么办

老年人如出现腿抽筋，可立即坐起，把腿伸直，然后用双手用力把脚尖往后扳，并坚持数秒钟，常可见效。

也可立即离床下地走动，或用拇指和食指分别按压脚后跟，并用力上下揉搓痉挛的肌肉，均有助于缓解腿抽筋。

一般来说，夜间偶尔发生腿抽筋，对健康危害不大。但经上述处理后，腿抽筋仍然反复发作，就应及时到医院接受检查，以排除低钙血症、脑卒中和癫痫等疾病。

第四讲
骨质疏松和骨质增生

前不久，张女士因腰背部疼痛来医院检查。检查后，医生告诉她，既有骨质疏松，又有骨质增生，对此，张女士难以理解。那么，张女士为什么既有疏松又有增生呢？疏松和增生之间，究竟有什么区别和联系呢？

一 部位成因均不同

骨质疏松是一种由于性激素水平下降等原因引起的以骨强度下降、骨折风险增加为特征的骨骼疾病，好发于绝经后女性和老年男性。骨质疏松的部位是松质骨和皮质骨，比如骨密度检测的常用部位髋部和腰椎，都容易发生骨质疏松。

而骨质增生主要发生在关节面的边缘。中老年人由于肌肉力量逐渐下降，关节韧带逐渐松弛，引起关节不稳定，导致关节面之间摩擦加重，加速关节软骨老化，诱发骨质增生。一些年轻人由于剧烈活动或过度运动，造成关节面骨膜下出血、水肿和无菌性炎症，进而引起膜内成骨和软骨内成骨，也容易诱发骨质增生。因此，一些年轻的运动员可以没有骨质疏松，但已有骨质增生，而一些绝经后女性既有骨质疏松，又有骨质增生。

二　临床后果也迥异

骨质疏松最大的危害是在轻微外力的作用下发生骨折，其中以髋部骨折对中老年人的健康威胁最大。国内的一项研究结果表明，髋部骨折后及时接受手术治疗的患者，1 年内死亡率约为 8.5%，而采取保守治疗的 1 年内死亡率高达 36.8%。因此，骨质疏松一定要及早预防、及早治疗。

而骨质增生是人体关节面磨损的自发性修复，是机体的一种保护性反应。多数骨质增生患者，没有明显症状，部分患者可出现关节僵硬感、关节活动受限。当然，如增生比较严重，且压迫了邻近的神经、血管、肌腱、韧带或关节囊等组织，诱发其炎症，也可出现关节疼痛、腰背疼痛。

三　治疗方案更有别

目前用于治疗骨质疏松的药物较多，可分骨吸收抑制剂、骨形成促进剂、其他机制类药物和传统中药等。大量临床研究表明，规范的抗骨质疏松治疗能有效提高骨密度，降低患者的骨折风险，也就是说，骨质疏松是一种可以治疗的疾病。

而骨质增生一般不需要治疗，目前也没有能够消除骨质增生的药物。平时缓解骨质增生性疼痛的方法（如理疗、针灸和药熏等），也只能缓解增生周围组织的炎症和粘连状况，对增生本身无效，更不可能让"骨刺退回去"。当然，如增生的骨赘（骨刺）压迫邻近组织，导致明显疼痛，也可接受手术治疗。

由此可见，疏松和增生之间存在着明显的区别，但作为人体运动系统骨骼老化的两个结果，疏松和增生之间也存在着一定的联系。研究表明，与非骨质疏松症患者相比，骨质疏松症患者椎体边缘骨质增生更加明显，这与骨质疏松症患者椎体容易发生骨折，进而导致椎体间摩擦增加有关。

第五讲
人生的最后一次骨折

人体的每一块骨头，都有可能发生骨折。骨折是指骨的完整性和连续性中断。在众多的骨折中，髋部骨折常被称为是"人生的最后一次骨折"。

一 髋部骨折的危害

髋部骨折是老年人最常见的三种骨折之一。我们曾经调查了 300 多例老年女性的骨折部位，发现老年女性髋部骨折的发生率为 17%，仅低于腰椎骨折（24%），略高于腕部骨折（16%）。

老年人髋部骨折不仅发生率高，而且危害极大。有资料表明，老年人在发生髋部骨折后 1 年之内，约三分之一发生对侧髋部骨折，约五分之一死于各种并发症。

导致髋部骨折患者死亡的原因，并非骨折本身，而是因为基础疾病、外科手术等诱发的肺部感染、压疮（俗称"褥疮"）、下肢深静脉血栓等并发症。另外，老年人髋部骨折后，很难恢复到骨折前的功能状态，甚至不能独立生活，从而增加了家庭的护理负担。

二 老年女性易发生髋部骨折

我们曾经调查了907例平均年龄为83岁的老年人髋部骨折情况，发现60岁后髋部骨折的发生率（6.06%）约是60岁以前（1.43%）的4.2倍。老年人髋部骨折发生率之所以明显增高，主要是因为随着年龄增加，老年人骨量不断减少，骨微结构持续破坏，骨脆性不断增加所致。

调查发现，60岁以上老年女性髋部骨折发生率（8.87%）约是老年男性（4.01%）的2.2倍，这与女性年轻时峰值骨量较低，且其在进入围绝经期后骨质丢失较快，骨质疏松患病率较高密切相关。

调查还发现，老年人髋部骨折的最常见诱因是滑倒，占31%，其次是被车撞倒（16%）、骑车时跌倒（15%）、绊倒（14%）和踩空（11%），其他还包括公交车启动过快或紧急刹车、晕倒、晨练时单脚站立不稳等。

三 髋部骨折患者应尽早手术治疗

一般来说，对全身情况相对稳定、可耐受手术的髋部骨折患者应尽早（48 小时内）手术治疗。国外有研究发现，手术延迟 10 小时，1 年内死亡率增加 5%；延迟 24 小时，下肢深静脉血栓的发病率增加 10%。

髋部骨折一般可分股骨颈骨折和股骨粗隆间骨折。根据骨折类型，股骨颈骨折后可选择空心钉内固定或人工髋关节置换；而股骨粗隆间骨折手术方法主要是切开复位内固定术，其中髓内固定又以股骨近端髓内钉为首选，它具有手术创伤小、保留原始骨折血肿、骨折愈合率高等优点。

需要说明的是，即使未接受骨密度检测，有髋部脆性骨折的老年人就可诊断为骨质疏松症。髋部骨折患者在接受手术后，一定不能忽视抗骨质疏松的治疗。国外有研究表明，规范的抗骨质疏松治疗，可明显降低患者对侧髋部骨折风险。

第六讲
您可"腰"坚强啊

椎体骨折是老年人最常见的骨折，约占所有骨折总数的四分之一。老年人发生椎体骨折后，不仅可出现腰背部疼痛和活动受限，而且容易诱发邻近椎体骨折，导致慢性疼痛、脊柱畸形和椎管狭窄等疾病，从而严重影响患者的生活质量。那么老年人椎体骨折有什么特点，又如何来进行预防呢？

一 椎体骨折的好发部位和疼痛特点

我们曾经调查了 139 例老年女性胸椎、腰椎椎体骨折的情况，发现老年女性椎体骨折部位以第 12 胸椎、第 1 ~ 2 腰椎最常见，这 3 个椎体的骨折之和超过全部胸腰椎骨折的一半以上。

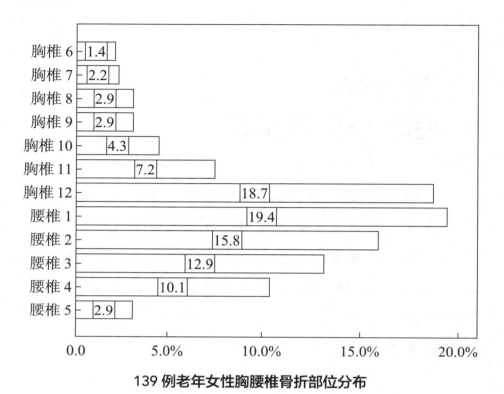

139 例老年女性胸腰椎骨折部位分布

椎体骨折多是由于跌倒后臀部猛然着地、椎体受力过大所致，也可在负重，甚至咳嗽等诱因下发生，患者可出现腰背疼痛、难以久立久坐，被迫卧床休息，翻身、起床困难，另可伴有皮肤放射痛。

一般来说，椎体骨折的疼痛属于中度疼痛，会影响睡眠。椎体骨折后出现急性疼痛的机制，主要与以下三点有关：①骨折时损伤了骨膜内的痛觉神经纤维；②骨折处的出血压迫了骨膜内的痛觉神经纤维；③骨折后机体释放一些炎症介质，导致痛觉阈值降低。

但需要指出的是，约有五分之一椎体骨折患者，无明确的诱因或腰背部疼痛，常常在体检后发现。

二 老年椎体骨折的预防策略

调查发现，老年人椎体骨折最常见的诱因是滑倒，约占四分之一。老年人下肢肌力和关节灵活性较差，因而在潮湿或有水渍的地面、地板上行走时，容易发生滑倒。因此，老年人要尽量避免在湿滑或光线不好的地方行走，而且行走时要时刻注意地上有无水渍、沙石和瓜皮等，以免滑倒。

搬抬重物和被车撞倒也是老年人椎体骨折的两个常见诱因。老年人在搬抬重物时，椎体受力较大，因而容易诱发骨折，因此老年人不要搬提桌子、电视机、煤气瓶、水桶等重物。由于老年人视力、听力下降，加上行动迟缓，容易被汽车、电动车撞倒而诱发椎体骨折，因此老年人要尽量少到交通要道或人员来往密集的道路上活动。

此外，为预防椎体骨折，老年人还要提防踩空，要避免被绊倒。

三 椎体成形术应用注意事项

椎体成形术是将椎体增强剂（化学名为聚甲基丙烯酸甲酯，因其凝固后形态与水泥相似，故俗称"骨水泥"）注入病变椎体内，从而恢复其结构、增高其强度，达到迅速缓解疼痛、稳定脊柱防止塌陷、恢复脊柱生理曲度和早期下床活动的目的。目前一般采取创伤较小的经皮椎体成形术（PVP）、经皮椎体后凸成形术（PKP）等微创手术治疗方案。

椎体成形术适用于治疗老年骨质疏松性椎体压缩性骨折患者，特别是内科并发症多、不适宜长期卧床、疼痛剧烈难以忍受的老年患者。但由于骨水泥不能被人体吸收或替代，长期存留在椎体内的后果尚不明确，故不建议用于年轻的椎体骨折患者。另外，严重心肺功能衰竭、出血性疾病、椎体压缩程度过大、椎体后缘破坏伴明显脊髓压迫症状者，都不适宜接受该手术。

对不愿意或不适宜接受椎体成形术的患者，要注意卧床制动。首次骨折后疼痛通常持续 6～8 周，应给予镇痛药。为避免连续服用镇痛药而诱发消化性溃疡，应同时服用质子泵抑制剂。对出现丧失自信心、社交退缩等抑郁心理的患者，应及时加服抗抑郁药物。

第七讲
防跌倒是硬道理

我们曾经调查了 800 多例老年人的骨折诱因，发现最主要的诱因是跌倒，约占全部诱因的三分之二，提示预防跌倒有助于减少老年人骨折的发生。

一　何谓跌倒

俗话说："人小怕噎，人老怕跌"。跌倒是指突发的、不自主的、非故意的体位改变，倒在地上或更低的平面上。

跌倒是老年人骨折的主要诱因，其中约 10% 的跌倒可以诱发老年人骨折。国外研究表明，90% 的髋部骨折发生在跌倒之后，特别是侧向一边或向后跌倒时；腕部骨折通常是由于跌倒时伸手撑地，而椎体骨折往往发生在猛然下坐时。

老年人骨折会给家庭和社会造成沉重的经济负担。据 2014 年《国际骨质疏松杂志》预测，我国 2035 年和 2050 年用于主要骨质疏松性骨折（椎体、髋部和腕部）

的医疗费用，将分别高达 1320 亿元和 1630 亿元。

二　为何跌倒

老年人跌倒既有内在因素，也有外在因素，是内、外多种因素共同作用的结果。老年人神经肌肉功能减退导致下肢肌力和机体平衡功能下降，是老年人跌倒的主要原因。

老年人视力减退也是其容易发生跌倒的重要原因。老年人常患白内障、青光眼、黄斑变性和老视眼等疾病，从而使他们看不清路上的障碍物或台阶，而被绊倒或踩空。

老年人易患冠心病、高血压、脑卒中、脑动脉硬化、椎基底动脉供血不足、帕金森病、阿尔茨海默病、抑郁症、维生素 D 缺乏等疾病，这些疾病都可使老年人发生短暂的脑供血不足或步态不稳，而发生跌倒。另外，长效安眠药可影响肢体的平衡功能而诱发跌倒。

三　防跌十诀

1. 老年人要尽量穿布鞋、运动鞋，少穿拖鞋、高跟鞋，且在行走时要注意地面上是否有水渍、果皮、树叶等异物，以免因滑倒而发生骨折。

2. 行走时要注意路上有无突出的石块和台阶，以免被绊倒；上下楼梯时要抓住扶手，以免滑倒。

3. 避免在雨天、雪天外出行走，特别是在泥泞湿滑且有坡度的道路上行走。

4. 避免到光线不好、地势不平的地方去行走，尽量减少夜间单独外出活动，不要骑自行车或电动车。

5. 少到交通要道或人员来往密集的道路上行走，以免被汽车、电动车或拥挤的人群撞倒。

6. 尽量少乘公交车，必要时要有人陪同，并时刻提防司机急刹车或启动过快。

7. 适当增加室内照明，厨房和洗手间应铺上防滑垫，浴室墙壁应安装扶手，要坐在椅子上穿、脱裤子。

8. 少搬桌子、床头柜，少捧花盆、脸盆，少提水桶、煤气桶等重物，避免爬高取物或拆卸窗帘。

9. 不要随便坐在椅子一角或床沿上，以免滑落；锻炼时，注意避免用力过猛、抬腿过高。

10. 少吃影响机体平衡的药物（如长效安眠药），必要时使用拐杖或助行器，并积极治疗高血压、脑卒中、糖尿病和关节炎等疾病。

第八讲
斩断中年女性骨折的"推手"

骨折是一种严重影响人民身体健康和生活质量的常见疾病，它不仅可导致患者出现疼痛和活动能力受限，而且可诱发肺部感染、泌尿系统感染和压疮等疾病，给患者及其家庭带来沉重负担。但是，在大多数人的印象里，骨折是老年人的"专利"，其实中年人（特别是中年女性）也容易发生骨折，也应该积极预防。

一 近五分之一中年女性发生骨折

我们曾经调查了 800 例老年人在其中年期（45～59岁）的骨折情况，发现中年男性的骨折发生率为7.13%，而中年女性的骨折发生率为 18.86%。也就是说，近 1/5 的中年女性会发生骨折，且其骨折发生率约是中年男性的 2.6 倍。

中年女性之所以容易骨折，主要是因为女性峰值骨量一般比男性低 15%，且其在进入围绝经期后骨质丢失较快。

二　中年女性骨折的常见部位和诱因

调查结果显示，中年女性骨折的常见部位与男性并不完全一致，男性好发于足骨（30%）、髋部（19%）和腕部（11%），而女性好发在腕部（45%）、足骨（26%）和腰椎（21%）。

中年女性常见的骨折诱因与男性也不完全一致，男性常见诱因是被车撞倒（24%）、骑车跌倒（19%）和踩空（14%），而女性常见诱因是滑倒（65%）、被车撞倒（15%）和踩空（13%）。

三　腕部骨折是中年女性最常见的骨折

中年女性最常见的骨折是腕部骨折，这与其常见诱因——"滑倒"有关。女性在滑倒时，常常不由自主地伸展手臂、手掌撑地，加上其桡骨较细、肌肉力量较弱，因而容易发生腕部骨折。

腕部骨折常见的类型是桡骨远端移位的 Colles 骨折，其主要治疗方法是闭合复位、石膏固定，对不稳定骨折患者，还需金属内固定。骨折愈合常需 4 ～ 6 周，约 1/3 患者可出现腕部疼痛、僵硬、肿胀和功能丧失，因此在腕部复位固定后，患者应注意早期规律的功能锻炼，必要时接受物理治疗。

　　尽管腕部骨折的死亡率和致残率较低，但它可能是骨质疏松的最早症状。国外有研究表明，女性腕部骨折后，髋部骨折风险增加 1.4 倍、椎体骨折风险增加 5.2 倍。因此，中年女性一旦发生腕部骨折，就应及时接受骨密度检测，必要时接受抗骨质疏松治疗。

第三篇
黄金搭档——
钙和维生素 D

第一讲
饮食补钙中的是非曲直

在生命的各个阶段，骨骼的生长和维持都需要充足的营养。营养为维持骨细胞的活性、构建骨组织提供原料。羟基磷灰石是骨组织的主要成分，而钙是构成羟基磷灰石的主要矿物质之一。

研究表明，补钙，特别是与维生素 D 联合应用，可明显降低老年人的骨折风险。但根据国际骨质疏松基金会 2017 年的调查资料，中国人每日钙摄入量为 338 毫克，不到芬兰（1097 毫克）的三分之一。

一　喝骨头汤补钙是否靠谱

肉骨头熬汤，是民间广为流传的补钙"良方"，其实骨头里的钙主要以羟基磷灰石的形式存在，在水中的溶解度极低，因此骨头汤仅仅是沾了骨头的鲜味，而没有补钙的功能。

某媒体曾经用家常炖汤的方法，熬了两锅骨头汤，一锅用清汤炖，另一锅加适量醋，两锅汤都炖两个小时。但经检测后发现，在 100 克骨头汤中仅含钙 2.2 毫克（自来水中含钙 1.4 毫克），在加醋的骨头汤中含钙也只有 16.4 毫克。

以每天补钙 600 毫克为例，每碗盛汤 500 克，如果喝未加醋的骨头汤，那么就要喝 55 碗；即使喝加醋的骨头汤，也至少要喝 7 碗。

二　靠吃虾皮或海带补钙是否可行

虾皮和海带是含钙量较高的两种食物，100 克虾皮约含 2100 毫克钙（河虾约含 220 毫克），而 100 克海带约含 1200 毫克钙，但是这两种食物只能是我们补钙的"点缀"而已。

虾皮虽然含钙量高，但其食用后消化吸收率低，另外，人们烹饪时不会放太多虾皮，因而不能把虾皮作为主要的补钙食物。

海带虽然含钙丰富，但是其含碘量也高，每 100 克干海带约含 24 毫克碘。由于目前甲状腺结节患病率高，因此营养学家不主张人们长期吃海带。另外，海带中钙的吸收率也远不及牛奶。

三　补钙是否会增加心血管疾病的发病风险

有人认为，补钙会加速血管钙化，进而增加心血管疾病的发病风险，其实这是误解。美国国家骨质疏松基金会和美国心脏病预防协会曾联合发布临床实践指南，认为只要每天总钙摄入量（含膳食）不超过 2000 ~ 2500毫克，无论是否同时补充维生素 D，饮食补钙和药物补钙对心血管系统都是安全的。

老年人要补钙，首先要坚持常喝牛奶，其次还需要注意食物多样化的原则，因为每种食物都含有一定量的钙。一般来说，一位老年人如果能够坚持平衡膳食，且每天能喝 2 杯牛奶，就可满足其钙的需求量。当然，对于不喜欢喝牛奶的老年人，可以在医生的指导下服用钙片。

第二讲
终生不"断奶"

最近门诊来了一位 85 岁的张奶奶，检查后发现其髋部和腰椎的骨密度全部正常，而我们的调查显示，在高龄女性中骨量正常率仅为 3%。经询问，她从年幼时就开始喝奶，最初是羊奶，后来改成牛奶，至今从未中断。

一　喝牛奶有助于防治骨质疏松

我们曾经调查老年女性喝牛奶和骨质疏松患病率的关系，发现在 222 例老年女性中，154 例（69%）喝牛奶，其中骨质疏松 73 例，患病率为 47%；而在未喝牛奶的 68 例（31%）中，骨质疏松 42 例，患病率为 62%。可见，坚持喝牛奶者骨质疏松的患病率比较低。

调查还发现，坚持喝牛奶的老年女性血清骨转换标志物水平较低，提示其骨质丢失速度较慢。另外，坚持喝牛奶的老年女性血清 25 羟基维生素 D 水平，比不喝牛奶的要高 3ng/ml。

二　牛奶是一种接近完美的食物

　　牛奶是各种营养成分比较齐全的食物，是人们理想的营养保健食品。牛奶含钙丰富且其吸收利用率高，钙和磷的比例也合适，是膳食中钙的最佳来源。一般来说，每天喝 250 毫升牛奶约可补充 300 毫克钙。牛奶中含有丰富的蛋白质，且其必需氨基酸的比例合理；牛奶中的脂肪容易消化，且含有人体必需的脂溶性维生素（包括维生素 D）。

　　牛奶可减轻胃酸对消化道溃疡的刺激，有助于溃疡的修复；如转化为酸奶，酸奶中的乳酸菌可抑制肠道致病菌的生长，有助于治疗慢性肠炎；每天在牛奶中加适量蜂蜜后饮用，可改善便秘；牛奶中的 L- 色氨酸有较好的镇静作用，睡前饮用有助于改善睡眠质量。

　　奶类制品可分鲜奶、脱脂奶、酸奶、奶粉等。肥胖或高脂血症患者，可选择饮用脱脂奶；酸奶容易消化吸收，特别适合在炎热的夏季食用；而奶粉虽然在加工过程中损失了部分维生素，但容易保存、即冲即饮，十分方便。

三　老年女性不喝牛奶的常见原因

　　调查发现，有 31% 的老年女性没有坚持喝牛奶，其中最常见的原因是喝鲜牛奶后出现反酸、腹胀等不适，其次是不喜欢鲜牛奶的味道，第三是没有养成喝牛奶的习惯。

　　鉴于我国老年人钙摄入普遍不足的现状，而牛奶又是老年人膳食中钙的最佳来源，因此建议老年女性坚持喝牛奶。如果喝奶后出现腹部不适或不喜欢鲜奶味道，不妨改喝酸奶。

　　酸奶不适宜在空腹时饮用（最好在餐后 2 小时左右饮用），这是因为空腹时胃液 pH 较低，此时喝酸奶可杀死乳酸菌，从而影响酸奶的营养价值；酸奶也不适宜过量饮用，以免破坏小肠内的弱碱性环境，进而诱发腹泻。另外，喝酸奶后最好及时用温开水漱口，以免乳酸菌残留在口腔中，侵蚀牙体而诱发龋齿。

第三讲
钙片服用，你问我答

我国营养学会推荐老年人每日摄入 1000 毫克钙，但我国老年人平均每日从饮食中摄取的钙不到 400 毫克，故需要通过服用钙片来补充。另外，钙片中含有一定量的维生素 D，有助于促进钙的吸收。

一 为什么在抗骨质疏松治疗中需要服用钙片

在接受抗骨吸收治疗（如服用阿仑膦酸钠片、静脉滴注唑来膦酸、皮下注射地舒单抗）时，都需要服用钙片。

这是因为上述药物在抑制破骨细胞功能的同时，可以促进血钙在骨骼中的沉积，如钙摄入不足，不仅会影响上述药物的疗效，而且可导致血钙降低，出现手指麻木、腿抽筋等症状。

二　中老年人选择哪种钙剂好

目前市场上钙剂的种类很多，有乳钙、乳酸钙、枸橼酸钙、柠檬酸钙和葡萄糖酸钙等，但中老年人在选择钙剂时，需要综合考虑钙含量的高低、是否含有维生素 D、有无循证医学证据、来源是否安全、服用是否方便等因素。

目前可以通过医保支付的、适用于中老年人服用的钙剂主要是碳酸钙和维生素 D_3 的复方制剂（本书所说的钙片指的就是这一类），该类钙片性价比高（其中含钙量可达 40% 左右），且每天需要服用的片数较少（1~2 片）。有些子女常从国外自费购买"钙片"来孝敬父母，其实其成分也多为碳酸钙和普通维生素 D。

三　钙片在什么时间服用效果较好

药师们多建议钙片随餐服用，其理由是进餐时胃酸分泌增加，有助于钙片的分解吸收，但是这种做法不太符合人们的饮食习惯。另外，钙片不适宜在空腹时服用，否则容易出现胃胀、胃痛等不适。

一般建议钙片在餐后 1~2 小时服用。鉴于夜间和清晨血钙水平较低，因此最好在晚餐后 1~2 小时服用，如果是 1 日 2 次的咀嚼片，则另 1 片建议在早餐后 1～2 小时服用。

四　服用钙片后出现腹胀、便秘怎么办

调查发现，约有十分之一的老年人在服用钙片后会出现胃脘部不适，甚至出现腹胀、便秘。如果出现上述情况，除了注意调整钙片的服用时间外，可以选择较小剂量的咀嚼片，并分次咀嚼。如果在服用小剂量的咀嚼片后仍出现胃肠道不适，可暂停服用，改喝牛奶。

当然，也可在医生的指导下，选择服用其他钙剂，如柠檬酸钙的吸收不依赖胃酸，很少引起胃肠道不适，缺点是价格较高，且需服用的片数较多。也可选择服用新型活性维生素 D 衍生物艾地骨化醇胶囊（0.50 微克 / 粒或 0.75 微克 / 粒，每日服用 1 粒），该药物可明显促进肠道对钙的吸收，在常规饮食情况下，不必服用钙片。

五　服用钙片后为何还要服用活性维生素 D

很多患者朋友会问，钙片中不是已经有维生素 D 了吗，为什么医生还要配活性维生素 D 啊？

这一是因为我国老年人群普遍存在维生素 D 缺乏，

而钙片中的维生素 D 含量不足，不能有效纠正维生素 D 缺乏状态；二是因为老年人合成活性维生素 D 的能力明显下降，即使是血清维生素 D 水平正常，其体内活性维生素 D 仍有可能出现不足，从而导致肠道对钙的吸收减少。

第四讲
肾结石和钙片的"恩恩怨怨"

服用钙片是老年骨质疏松症患者防治的基础措施。但是，有一些老年人不愿意服用钙片，因为他们担心服用后会诱发或加重肾结石。那么，这种担心是否是多余的呢？让我们一起往下看吧。

一 肾结石有重男轻女倾向

泌尿系统结石又称尿石症，是泌尿系统最常见的疾病之一，它不仅可导致突发的剧烈腰痛、腹痛等症状，而且可诱发反复、严重的尿路感染和梗阻，诱发急、慢性肾功能不全。在尿石症中，最常见的部位是肾脏，约占95%，此外也可发生在输尿管、膀胱和尿道。

我们曾经调查了772例老年人肾结石的患病情况，发现老年男性肾结石的患病率（5.30%）约是老年女性（2.28%）的2.3倍，说明老年男性易患肾结石。

老年男性之所以易患肾结石，一是因为与女性尿路解剖不同，男性的尿道既细又长；二是因为雄激素有促进肝脏合成草酸的作用，而草酸不仅是肾结石的主要成分，而且是肾结石形成的主要危险因素。另外，男性往往容易过多摄入肉类等动物蛋白，从而导致尿中尿酸含量增加。

二 服用钙片不会增加肾结石发病率

近年来多数学者认为，较高水平的含钙饮食不仅不会增加肾结石的发生风险，而且有助于降低其发生风险。这是因为绝大多数肾结石属于草酸结石，而钙能与肠道中的草酸结合后从粪便排出，从而使肠道对草酸的吸收减少，进而降低肾结石的患病风险。

我们曾对经 B 超检查无肾结石的 556 例老年人随访 4 年，结果发现服用钙片和未服用钙片老年人在肾结石发病率上没有明显差异（在 5.6% 左右），说明服用钙片不会增加肾结石的发病率。鉴于老年人易患骨质疏松，且骨质疏松又是老年人致死、致残的主要原因之一，因此老年人可以放心服用钙片。

三 老年人如何预防肾结石

肾结石是由遗传基因、自然地理环境、生活饮食习惯、某些疾病和药物等多种内外因素长期共同作用的结果，是吃"百家饭"长大的，它的确切病因仍未明确。

要预防肾结石，老年人要注意坚持低盐饮食，多喝水，多吃新鲜蔬菜水果，少食菠菜、动物内脏；要坚持参加户外运动，积极治疗高尿酸、高血脂、高血糖、肥胖、泌尿系统感染和甲状旁腺功能亢进等疾病。一旦发现肾结石，一定要在医生指导下，及时接受正规的治疗。

第五讲
钙片、降钙素、钙通道阻滞剂

在临床工作中，常有一些患者，被钙片、降钙素和钙通道阻滞剂这三种"药物"，搞得晕头转向、无所适从。"钙片"大家都能理解，补钙有助于防治骨质疏松！"降钙素"就有点儿难了，把钙降下来，补钙不就白补了？"拮抗"者，抵消也，服用了"钙通道阻滞剂"，补钙岂不也是白补了？那么，这三种药物之间究竟是"对手"还是"伙伴"呢?

一 钙片

目前临床上服用的钙片，尽管种类很多，但大同小异，它们多是碳酸钙和维生素 D 的复方制剂，只不过其中所含的钙和维生素 D 的含量不同而已。如临床上常用的碳酸钙 D_3 片，每片含碳酸钙 1500 毫克（相当于钙 600 毫克）、维生素 D125IU，每日服用 1 片；而维 D 钙咀嚼片，每片含碳酸钙 750 毫克、维生素 D100IU，每日嚼服 2 片。

《中国居民膳食指南（2022）》要求老年女性每日钙摄入量应为 1000 毫克。但 2002 年中国预防医学科学院的调查研究显示，我国居民饮食中每日钙摄入量仅为 389 毫克。另有调查显示，在老年女性中，维生素 D 缺乏率（25 羟基维生素 D < 20ng/ml）超过 70%。因此，坚持服用钙片，不仅可以很好地弥补饮食中钙摄入的不足，而且可以补充一定量的维生素 D。

二 降钙素

由于体内雌激素水平下降等原因，老年女性骨骼中破骨细胞的活性增强，钙从骨骼中流失的速度加快，诱发骨质疏松。降钙素是一种钙调节激素，它能抑制破骨细胞的生物活性，降低血钙，因而具有一定的抗骨质疏松作用。又由于该药物有一定的止痛功效，故常用于伴有明显骨痛的骨质疏松症患者。

目前临床上常用的降钙素类制剂是鲑降钙素，它有鼻喷剂和注射液两种剂型，但其连续使用时间一般不超过 3 个月。联合使用降钙素和钙片是抗骨质疏松的治疗方案之一。

三　钙通道阻滞剂

调查资料显示，在 80 岁以上的高龄女性中，高血压和骨质疏松的发病率都达到 70%。由于钙通道阻滞剂（如氨氯地平等）是目前最常用的降压药物，因此很多老年女性常常同时服用钙片和钙通道阻滞剂，有的人还会接受降钙素治疗。那么，服用钙通道阻滞剂后，是否会"拮抗"钙片和降钙素，甚至导致"两败俱伤"呢？其实，这种担心是多余的。

老年人血压升高，除了与其血管壁粥样硬化外，一个重要原因是血管平滑肌细胞的异常收缩。血管平滑肌细胞的异常收缩，与其细胞内游离钙浓度过高密切相关。钙通道阻滞剂是通过抑制钙离子向细胞内转运，减少细胞内钙离子含量，而达到松弛血管平滑肌，进而降低血压的目的。一般来说，钙通道阻滞剂有微弱的骨骼保护作用。

综上所述，钙片提供了骨骼新陈代谢的原料，而降钙素可抑制破骨细胞的活性，减少钙的流失，因此两者是"好搭档"。"大路朝天，各走一边"，钙通道阻滞剂是最常用的降压药物，可有效降低老年人心脑血管疾病的发生率。因此，钙片、降钙素和钙通道阻滞剂三者之间不是"对手"，而是"伙伴"，都是老年人健康的"守护神"。

第六讲
哪些人需要检测维生素 D

　　近日门诊来了一位中学教师邵女士，经检查发现存在维生素 D 严重缺乏（血清 25 羟基维生素 D 为 8ng/ml）。请她同一个教研室的其他四位老师来检查，结果发现全部存在维生素 D 缺乏。

　　长期维生素 D 缺乏，不仅会影响肠道对钙的吸收，诱发骨软化症和骨质疏松，而且还会导致肌肉无力，容易出现跌倒和骨折。那么，哪些人应该检测维生素 D？该如何选择检测方法？维生素 D 缺乏的诊断标准又是什么呢？

一　需要检测维生素 D 的人群

　　1. 维生素 D 缺乏风险较高的人群　该类人群包括：①孕妇和哺乳期女性；②老年人，尤其是长期卧床、足不出户的老年人；③日光暴露不足的人群，如不爱出门的宅男、宅女，长期从事夜班或室内工作的人员等；④过多使用防晒产品的青年女性，或因文化或习俗而需要长期遮盖头部或面部者。

2. 有骨软化症相关症状的患者　骨软化症患者可出现髋部、腰部和肋骨等处的关节和肌肉疼痛，也可出现牙齿痛觉过敏、肌肉无力、步态蹒跚、性格改变等。当一个人出现上述症状时，应考虑存在维生素 D 缺乏，需及时接受维生素 D 检测。

3. 骨质疏松症患者　骨质疏松症患者之所以要常规检测维生素 D，一是因为维生素 D 缺乏时可影响钙的吸收，加重骨质疏松，二是因为在使用抗骨吸收药物（如唑来膦酸和地舒单抗）前，应注意补充钙和维生素 D，否则易出现低钙血症。

二　维生素 D 的检测方法

目前评估 25 羟基维生素 D 的方法主要有化学发光免疫分析法（简称"免疫法"）和液相色谱 - 串联质谱法（简称"质谱法"）。

免疫法测量时由于联合大型分析仪器，因而具有自动化的特点，可以定期处理大量样本，有助于节省人力成本，是目前国内主要的检测方法，但免疫法不能定量区分 25 羟基维生素 D_2 和 25 羟基维生素 D_3，且只能检出部分（约 50%）25 羟基维生素 D_2。

质谱法能同时检测出 25 羟基维生素 D_2 和 25 羟基维生素 D_3，并根据两者的数值合计算出 25 羟基维生素 D 的总量，因而比免疫法更加敏感、更加精准。

一般来说，由于在正常人群中 25 羟基维生素 D_2 的含量很低，因而在了解一个人的维生素 D 水平时，可以选择免疫法，但是在补充维生素 D_2 制剂（如口服维生素 D_2 软胶囊或肌注维生素 D_2 注射液）时，则应选择质谱法。

三　维生素 D 缺乏的诊断标准

目前对维生素 D 缺乏的诊断标准，仍存在一定的争议，但多数学者建议参考以下诊断标准（表 1）。

表 1　维生素 D 缺乏的诊断标准

诊断	25 羟基维生素 D 含量 $/ng \cdot ml^{-1}$
维生素 D 充足	25 羟基维生素 D ≥ 30
维生素 D 不足	20 ≤ 25 羟基维生素 D < 30
维生素 D 缺乏	25 羟基维生素 D < 20
维生素 D 严重缺乏	25 羟基维生素 D < 10

注：1ng/ml=2.5nmol/L。

一般来说，维生素 D 缺乏或不足者，除了坚持晒太阳、室外活动、多食用含维生素 D 丰富的食物（如海洋鱼类、牛奶、鸡蛋和动物肝脏等）外，还需要补充足够剂量的维生素 D 制剂。

第七讲
六月的日头，补 D 的良药

每到六月，遮阳伞、防晒霜销量猛增，人们也大多深居简出，不愿出门。其实，夏季是人们补充维生素 D 的绝佳时机，特别是老年人更应注意。

一　维生素 D 水平正常的老年人不到 10%

近年来，维生素 D 缺乏已成为全球性问题，且日益严重。我们曾经调查了 790 例老年人，发现维生素 D 缺乏占 64.43%、不足占 26.58%，而正常仅占 8.99%，说明在老年人中，维生素 D 水平正常率很低，值得高度重视。

维生素 D 是人体的一种类固醇激素，其经典作用是调节体内钙、磷和骨代谢，从而维护肌肉和骨骼的健康。老年人在维生素 D 缺乏时，可出现继发性甲状旁腺功能亢进、骨质疏松、肌无力，因而容易发生跌倒和骨折。近年来的一些研究还证实，维生素 D 缺乏与感染性疾病、慢性肾脏病、心血管疾病、自身免疫性疾病、精神疾病、恶性肿瘤等疾病的发生密切相关，并明显增加老年人的死亡率。因此，维生素 D 缺乏已被公认为一个新的慢性病危险因素。

二　晒太阳是补充维生素 D 的主要手段

我们曾经调查了 243 例老年女性晒太阳与其血清 25 羟基维生素 D 的关系，发现有 86 例（35%）老年女性没有坚持晒太阳，其血清 25 羟基维生素 D 平均水平要比坚持晒太阳的低 3.5ng/ml。

在人体内源性维生素 D 中，约 90% 在表皮内合成，其余 10% 从食物中摄取。在阳光中紫外线的作用下，皮肤中 7- 脱氢胆固醇转化为维生素 D，然后进入血循环。维生素 D 首先在肝脏转化为 25 羟基维生素 D，进而在肾脏转化成有活性的 1，25 双羟维生素 D，然后发挥其生物学效应。

三　老年人晒太阳的注意事项

老年人可以坐在椅子上晒太阳，也可以在和煦的阳光下，三五成群，在干燥、平坦、车辆较少的大路上散步。如在炎热的夏季，还可坐在凉快的树荫下，此时阳光会透过树叶间的缝隙，晒到皮肤上，同样可起到促进皮肤合成维生素 D 的效果。

老年人在晒太阳时要注意避免直接坐在台阶或石凳上，以免臀部受凉，诱发腹痛等不适。散步时要注意路面上有无台阶、凹坑、石块，注意提前避让车辆。另外，要注意不要隔着玻璃窗晒太阳，这是因为紫外线不能透过玻璃窗。

一般来说，老年人在冬季可以选择在中午晒太阳，而在夏季应选择早晚晒太阳，并避免在中午外出，以免阳光灼伤皮肤和眼睛。在裸露面部和两前臂的情况下，每天晒 20 分钟即可满足人体对维生素 D 的需要，但是在冬春季节晴朗天气较少，且阳光强度较弱，故应适当延长晒太阳时间。

另外，由于老年人体质虚弱，又常伴有心脑血管疾病，故要特别注意避免长时间坐在阳光下暴晒，以免诱发日光性皮炎，甚至因热射病（即重症中暑）而危及生命。

第八讲
谁知盘中餐，何物最补 D

一般来说，在人体内源性维生素 D 中，绝大多数是由表皮中的 7- 脱氢胆固醇在阳光紫外线的照射下转变而来的，有的人就认为只要晒太阳就可以了，其实这是错误的。饮食仍然是人们摄取维生素 D 的重要途径，特别是在冬春季节，阳光中紫外线的强度减弱，皮肤合成的维生素 D 减少，如再不注意饮食补充，就很容易造成维生素 D 缺乏，从而对健康不利。

一　冬、春季节易出现维生素 D 缺乏

冬、春季节是体内维生素 D 水平较低的一段时间。我们曾经观察了 50 例高龄老年女性连续 18 个月的血清维生素 D 变化情况，结果发现 25 羟基维生素 D 水平在 7 月份最高（达到 22.24ng/ml），而在 12 月至次年的 1 月、2 月较低，分别为 14.81、14.43、15.05ng/ml。

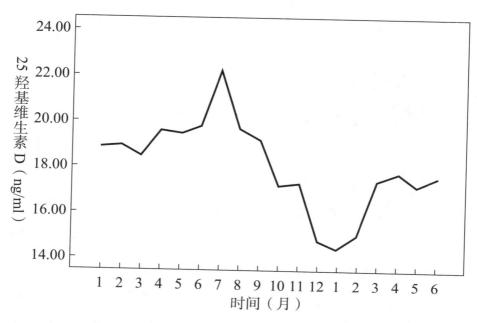

50 例高龄女性 18 月血清 25 羟基维生素 D 变化趋势

老年人在冬、春季节维生素 D 水平明显下降，一是因为在我国绝大部分地区，冬、春季节晴朗天气较少，而且此时阳光中紫外线的强度很弱（约是夏天的六分之一），二是因为冬、春季节天气寒冷，老年人外出活动明显减少。因此，在冬、春季节，老年人除了要经常参加室外活动外，还要注意饮食补充维生素 D。

二 防晒用品严重影响维生素 D 的合成

近年来遮阳伞和防晒霜的应用日趋普遍。我们曾经调查了 100 多位平均年龄为 35 岁的中青年女性，结果发现不用或偶尔在夏季使用（＜ 3 月）防晒霜的占 65%，在夏、秋季使用（4 ~ 6 月）的占 15%，每年使用 7 ~ 11 月的占 5%，而全年 365 天使用的竟然占 15%。

防晒霜会严重影响皮肤合成维生素 D。国外有学者研究了防晒霜的主要成分对氨基苯甲酸（PABA，一种常见的紫外线化学吸收剂）对中年女性皮肤维生素 D 生成量的影响。结果发现，PABA 吸收的紫外线光谱为 240 ~ 400 纳米，而可促使皮肤合成维生素 D 的紫外线光谱为 290 ~ 320 纳米，因此使用 PABA 后，促使皮肤合成维生素 D 的阳光紫外线被 PABA 全部吸收，皮肤就很难产生维生素 D 了。

因此，在夏、秋季灼热的阳光下，适当使用防晒霜，可以保护皮肤免受阳光灼伤，但在冬、春季节一定要少用防晒霜。对经常使用（特别是天天使用的）防晒霜的女性，除了要注意饮食补充以外，还应适当服用维生素 D 制剂。

三　如何通过饮食摄入维生素 D

首先，可以多食用各种鱼类。在自然界中，含维生素 D 比较丰富的食物主要是一些海洋鱼类，比如在 100

克三文鱼、沙丁鱼、鲑鱼和金枪鱼的可食部（去掉不可食用的部分后，即为食物的可食部）中，分别含维生素D 800IU、500IU、360IU 和 230IU，每 100 克养殖鱼类的可食部中，含维生素 D100～250IU。

其次，要坚持喝牛奶。牛奶不仅是人们摄入钙的主要来源，而且是摄入维生素 D 的主要来源，240 毫升牛奶中约含维生素 D100IU。

第三，要坚持食用鸡蛋、猪肝和蘑菇等食物。1 个蛋黄和 100 克肝脏中均含维生素 D20IU，每 100 克新鲜蘑菇中约含维生素 D100IU，而每 100 克晒干蘑菇中约含维生素 D1600IU。

当然，还可通过食用添加维生素 D 的强化食品来补充维生素 D，比如 225 克强化牛奶和 100 克强化乳酪中均含 100IU 维生素 D。

第九讲
骨化三醇服用的六个"为什么"

骨化三醇（即 1，25 双羟维生素 D）是骨质疏松症防治的常用药物，它可促进钙的吸收，提高抗骨质疏松药物的疗效。但是在服用该药的过程中，患者有一些疑问，现选择常见疑问说明如下。

一　为什么老年人要服用骨化三醇

老年人由于皮肤中的 7- 脱氢胆固醇含量下降，经阳光照射后维生素 D 的生成量减少，因而容易出现维生素 D 缺乏（25 羟基维生素 D ≤ 20ng/ml）。又由于老年人肾脏中 1α 羟化酶的功能下降，25 羟基维生素 D 经肾脏转变为 1，25 双羟维生素 D 减少，因此建议老年人服用骨化三醇。

二　为什么骨化三醇要从 1 粒开始服用

骨化三醇可在肠道直接吸收，从而促进钙的吸收。

但是，骨化三醇的安全窗较窄，即治疗剂量和中毒剂量接近，因此建议从每日服用 1 粒（0.25 微克）开始，不超过每日 2 粒。对长期服用骨化三醇的患者，应注意定期检测血钙，一旦发现血钙增加，就应减少剂量。

三　为什么服用骨化三醇后仍需要补充普通维生素 D

尽管骨化三醇起效快，但其不能在体内储存，因而不能有效纠正维生素 D 缺乏。鉴于国内缺少较大剂量的口服维生素 D 制剂，故可选择每月肌内注射维生素 D_2 注射液。据观察，一个 25 羟基维生素 D 低于 15ng/ml 的中老年维生素 D 缺乏患者，一般需要连续注射 6 个月（每月 1 次，每次 60 万 IU），其血清 25 羟基维生素 D 才能恢复正常（≥ 30ng/ml，质谱法）。

四　为什么不能单靠服用骨化三醇来防治骨质疏松？

绝经后女性骨质快速丢失，主要是因为其体内雌激素水平迅速下降，破骨细胞活性明显增强。可见要延缓绝经后女性的骨质丢失，关键是要尽快接受绝经激素治疗来补充雌激素，或使用抗骨吸收药物来抑制破骨细胞活性。当然，在接受绝经激素治疗或抗骨吸收药物治疗期间，应该补充骨化三醇。

五 为什么甲状旁腺功能亢进症患者不能服用骨化三醇

甲状旁腺功能亢进症患者主要是由于甲状旁腺组织原发病变（多为腺瘤或增生肥大）分泌过多的甲状旁腺激素，使骨吸收加快，血钙、尿钙增高，如再服用骨化三醇，可导致血钙进一步增高。相反，甲状旁腺功能减退症患者易出现低血钙，应注意补充骨化三醇（每天 0.50 ~ 2.00 微克，即 2 ~ 8 片，分次口服）。

六 为什么接受特立帕肽治疗时不宜服用骨化三醇

特立帕肽是一种利用基因重组技术人工合成的甲状旁腺激素（34 个氨基酸片段），在接受特立帕肽治疗期间，应注意补充普通维生素 D，而不是骨化三醇。这是因为特立帕肽能促进维生素 D 向 1, 25 双羟维生素 D 转化，患者在接受特立帕肽治疗期间，其体内 1, 25 双羟维生素 D 水平常常是充足的，如再补充活性维生素 D，容易导致血钙增高。

第十讲
维生素 D_2 注射液临床使用问答

近年来，关于维生素 D 补充的重要性逐渐深入人心，那么哪些人需要补充维生素 D？为什么选择维生素 D_2 注射液？又应该注意哪些问题呢？

一 哪些人需要补充维生素 D

一般来说，维生素 D 缺乏或不足的患者，且伴有以下因素，就应接受治疗：①有维生素 D 缺乏的危险因素，如室外活动少、常喝咖啡等；②患有骨质疏松；③应用抗骨吸收药物；④应用糖皮质激素或抗癫痫药物；⑤血清甲状旁腺激素升高。

血清甲状旁腺激素升高者之所以要补充维生素 D，是因为当维生素 D 不足时，机体对钙的吸收减少，而血钙降低可导致甲状旁腺激素分泌增加，骨质丢失加快，而补充维生素 D 后，可使血清甲状旁腺素明显下降。

二 补充维生素 D，为什么选择针剂

尽管目前中老年人经常服用的钙片中含有一定量的维生素 D，但其含量较低，如每粒碳酸钙 D_3 片仅含维生素 D_3 125IU，因而可以选择国家基本药物维生素 D_2 注射液。

近年来研究发现，肌内注射维生素 D_2 注射液是目前纠正老年人维生素 D 缺乏的有效办法，这是因为肌内注射维生素 D_2 注射液后，维生素 D_2 首先储存在肌肉中，然后缓慢吸收，在肝脏 25 羟化酶的作用下逐渐转化为 25 羟基维生素 D，从而达到纠正维生素 D 缺乏的目的。

三 每次注射 60 万 IU，剂量会不会过大

首先，需要说明的是每次注射维生素 D_2 注射液 60 万 IU，是维生素 D_2 注射液的正常用法。在该药的说明书中还提到，病情严重时可在 2~4 周后重复注射，也就是说，每个月可以注射 120 万 IU。

当然，也可以适当减少每次注射剂量，如每月注射 1 次，每次 40 万 IU（2 支）。但每次注射的剂量越小，维生素 D 达标（25 羟基维生素 D ≥ 30ng/ml）所需时间

也就越长。

四 为什么推荐质谱法来监测维生素 D_2 注射液的疗效

　　研究表明，肌内注射维生素 D_2 注射液后，患者血清 25 羟基维生素 D_2 水平逐渐上升，25 羟基维生素 D_3 水平明显下降。质谱法能区分和检测 25 羟基维生素 D_2 和 25 羟基维生素 D_3，然后根据两者结果合计出 25 羟基维生素 D 的总量，因而比较准确。

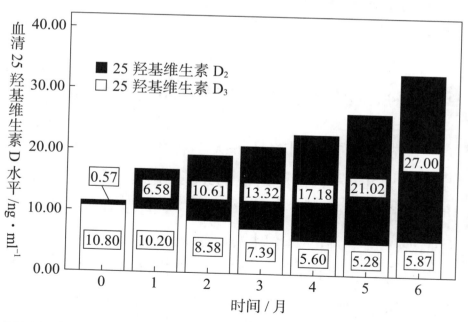

接受维生素 D_2 注射液治疗后血清 25 羟基维生素 D 的变化（质谱法）

而免疫法不能区分 25 羟基维生素 D_2 和 25 羟基维生素 D_3，且对维生素 D_2 的检出能力不足（约 50%）。研究表明，如用免疫法来检测，通过肌内注射维生素 D_2 注射液（每月 60 万 IU），将血清 25 羟基维生素 D 水平在 15ng/ml 左右的老年患者补到正常，平均需要 12 个月，所用时间是用质谱法检测（6 个月）的 1 倍。

五　维生素 D_2 注射液能不能改成口服

有些患者害怕打针，提出能不能把维生素 D_2 注射液改为口服，其实是不妥的。首先，一个药物的使用方法，生产厂家都有严格的规定，不能随意更改；其次，敲破维生素 D_2 注射液的安瓿后服用，存在安全隐患。

另外，一次口服 20 万 IU 维生素 D_2，一方面会超出肠道对维生素 D 的吸收能力，造成维生素 D 的浪费，另一方面会增加肝脏负担。国外有研究表明，每年单次口服大剂量（50 万 IU）维生素 D，会增加社区老年女性的跌倒和骨折风险。

第四篇
如何评估自己的骨骼

第一讲
初诊骨质疏松，需要来门诊几次

来骨质疏松门诊的患者，都希望能"一次搞定"，那么，是不是只来一次就可以了呢？答案是否定的。

一 一般需要就诊三次

患者第一次就诊时，医生会询问病史，如发现患者的不适症状是由其他系统疾病引起，就会推荐去相应科室就诊，如发现患者存在骨质疏松风险，就会开出骨密度、骨代谢标志物和血生化等检查项目。

尽管骨密度检查报告"立等可取"，但骨代谢标志物和血生化检查常需改日清晨空腹再来门诊抽血。又由于骨代谢标志物的报告常常要到午后才能出来，因此医生会建议患者数日后再来复诊。当然，复诊不需要空腹，也不必来得太早。

二　至少需要就诊两次

当接到求医电话或短信时，医生会建议患者早上空腹来就诊。这样患者可以在就诊后进行抽血检查。抽血后，患者可以先吃早餐，再做骨密度检查，因为骨密度检查不需要空腹，稍迟也无妨。

但空腹抽血，一般要求在上午 9 时以前，这是因为抽血时间过迟会对部分骨转换标志物产生明显影响。国外有研究表明，血清 I 型胶原交联羧基末端肽有明显的昼夜变化节律，一般在上午 8 时开始下降，下午水平最低，因此患者要争取尽早抽血。

三　不能只来就诊一次

有些患者做了骨密度检查后发现有骨质疏松，就催着医生开药，这其实是不妥的。

首先是因为在诊断原发性骨质疏松症前，还需要排除继发性因素，比如一位甲状旁腺功能亢进的患者，也会出现骨质疏松，但这类患者首先需要治疗的是甲状旁腺功能亢进。

其次是因为多数抗骨质疏松药物（如双膦酸盐类药物），慎用或禁用于肾功能不全的患者，因此医生需要看到血生化报告中的肌酐水平，才能决定是否应用此类药物。如果一位肾功能不全患者，盲目使用双膦酸盐类药物就可能会使肌酐升高、病情加重。

最后，骨质疏松的治疗方案是综合性的，如果患者存在明显的维生素 D 缺乏，则应该积极补充维生素 D；如果患者的血脂增高，则需加服调脂药物。

因此，骨质疏松症患者首次就诊，常常需要跑三次。看病不是买东西，要按规范流程来，患者不能嫌麻烦！

第二讲
如何初步评估自己的骨量

骨质疏松是一种受多种内外因素长期共同影响的疾病，中老年人对自己的骨量进行初步的评估，有助于骨质疏松的早期诊断早期治疗。那么，中老年人如何来初步评估自己的骨量呢？

一　亚洲人骨质疏松自我筛查工具

亚洲人骨质疏松自我筛查工具（OSTA）是目前比较常用的一种工具。该工具是基于亚洲 8 个国家和地区绝经后女性的一项研究，该研究从多项骨质疏松危险因素中，筛选出与骨密度明显相关且又有较好敏感度和特异度的两项指标——年龄和体重。

OSTA 的计算方法：OSTA 指数 =［体重（千克）－年龄（岁）］× 0.2。OSTA ≥ −1，表明患骨质疏松的风险低；−4 ≤ OSTA < −1，表明患骨质疏松的风险中等；OSTA < −4，表明患骨质疏松的风险高。需要说明的是，OSTA 仅适用于绝经后女性，而不适应于中老年男性。

二 骨质疏松风险简易测试表

现已证实，骨质疏松的发生与遗传、年龄增加、不良生活方式、某些疾病和药物等因素有关，因而可以通过询问一个人是否存在这些危险因素，来初步判断其患骨质疏松的风险。参考国际骨质疏松基金会提出的《骨质疏松症风险一分钟测试题》，制订《骨质疏松风险简易测试表》（表2）。

表2 骨质疏松风险简易测试表

序号	问题
1	（女士回答）你已经绝经了吗？
2	（男士回答）你的年龄是否已经超过 60 周岁？
3	你是否体重过轻（体重指数低于 $19kg/m^2$）？
4	你是否长期缺乏室外活动，或长期使用防晒用品？
5	你是否正在吸烟或者过量饮酒？
6	你是否有高钠饮食或无食用乳制品的习惯？
7	你是否长期偏食、盲目节食或过量饮用含咖啡因的饮料？
8	你是否患有偏瘫、类风湿关节炎、甲状腺功能亢进、甲状旁腺功能亢进、1 型糖尿病或慢性营养不良？
9	你是否曾经连续服用 3 个月以上的类固醇激素（如泼尼松）？
10	你的父母中是否有椎体骨折（或驼背）、髋部骨折或被诊断为骨质疏松？

注：过量饮酒是指每天酒精摄入量 ≥ 3 单位，其中 1 单位相当于 8 ~ 10 克乙醇，约 285 毫升啤酒、120 毫升葡萄酒或 30 毫升烈性酒。

在上述 10 个问题中，只要有 1 题回答结果为"是"，即提示存在骨质疏松的风险，应及时去医院进行骨密度检查。

三 骨密度的测量

当然，上述两种方法只是对一个成年人的骨质疏松风险，进行初步的评估。要诊断一个人是否患有骨质疏松，最直接的方法还是接受骨密度检测。

目前临床上常用的骨密度测量方法主要有双能 X 线吸收法（DXA）、定量计算机断层照相术、定量超声等，其中 DXA 测量值不仅是骨质疏松诊断的主要标准，而且是骨折风险预测和药物疗效评估的主要依据。

一般来说，如有以下情况，就应及时接受 DXA 骨密度测量：① OSTA 指数 < −1 或骨质疏松风险测试结果阳性者；② X 线影像已有骨质疏松改变者；③准备接受抗骨质疏松治疗，需进行疗效评估者。

第三讲
骨密度——只为那副疏松的骨骼

骨密度检测，在骨质疏松的诊断、疗效监测和骨折风险评估中，起着举足轻重的作用。但是，2018 年我国居民骨质疏松症流行病学调查显示，在 50 岁以上的骨质疏松症患者中，接受过骨密度检测的比例仅为 3.7%。

一 DXA 测量值是骨质疏松诊断的金标准

双能 X 线吸收法（DXA）测量的骨密度，是目前国际学术界公认的骨质疏松诊断的"金标准"。DXA 测量时患者所受辐射量极小，约是 1 次胸部正位 X 线片所受辐射量（100 微西弗）的十分之一。

DXA 的检测部位主要是髋部和腰椎正位，一般要求同时测量这两个部位，否认容易漏诊。研究表明，对老年女性来说，如果仅做髋部骨密度约可使五分之一骨质疏松症患者漏诊，而仅做腰椎骨密度约可使三分之一骨质疏松症患者漏诊。如髋部和腰椎测量受限，则可选择测量非优势侧桡骨远端 1/3 处的骨密度。

骨密度诊断的主要依据不是骨密度值，而是 T 值。由于目前国内使用的 DXA 骨密度仪的厂家不一致，因而受测者同一个部位在不同的 DXA 骨密度仪中测出的 T 值是不同的。因此，如果需要通过 DXA 测量的骨密度来确定疗效，需要到同一家单位、同一台骨密度测量仪上检测。

按照中国《原发性骨质疏松症诊疗指南（2022）》制定的标准，在经 DXA 测量后，主要以股骨颈、全髋部、腰椎 1-4 这三个部位的最低 T 值来诊断，见表 3。

表 3　基于 DXA 骨密度测定的骨质疏松诊断标准

诊断标准	T 值
骨量正常	T 值 ≥ −1.0
骨量减少	−2.5 < T 值 < −1.0
骨质疏松	T 值 ≤ −2.5
严重骨质疏松	T 值 ≤ −2.5，且伴有脆性骨折

而对于绝经前女性和小于 50 岁的男性，其诊断采用 Z 值（而不是 T 值），如 Z 值 ≤ −2.0，诊断为低骨量。

二　看 DXA 骨密度报告应注意什么

首先，经 DXA 骨密度测量后发现没有骨质疏松，并不等于不会发生骨折。我们曾经调查了 62 例在住院期间发生骨折的老年患者的骨密度，发现骨质疏松 33 例（53%）、骨量减少 21 例（34%）、骨量正常 8 例（13%），说明尽管骨质疏松症患者容易发生骨折，但是近半数骨折是发生在骨量减少和骨量正常的老年人身上。因此，老年人不管其骨密度检测结果如何，都应该注意预防跌倒，以免诱发骨折。

其次，尽管 T 值具有诊断价值，但它不是临床治疗的界限。换句话说，T 值仅能够发现一个有骨质疏松危险因素的人是否患有骨质疏松，但并非只有骨质疏松才需要治疗，骨量减少和骨量正常的人同样也需要治疗。

第三，同样的 T 值，对不同年龄人群骨折风险的预测价值是不同的，如 T 值同为 −2.0，80 岁老人的骨折风险就要比 60 岁老人高。

三　脆性骨折也是骨质疏松诊断的依据

除了 DXA 测量的骨密度外，发生脆性骨折也可诊断骨质疏松。脆性骨折是指受到轻微创伤或日常活动后发生的骨折，具有低能量损伤史而无明确暴力损伤史，如一个人从站立或更低的高度（如坐位）跌倒就属于低能量损伤。

　　按照中国《原发性骨质疏松症诊疗指南（2022）》的标准，如果髋部或椎体发生脆性骨折，无论骨密度检测结果如何，均可诊断骨质疏松；如腕部、骨盆或肱骨近端发生脆性骨折，且 DXA 骨密度测量显示骨量减少（−2.5 < T 值 < −1.0），也可诊断骨质疏松。

　　当然，要诊断脆性骨折，还需要接受 X 线平片、电子计算机断层扫描（CT）、核磁共振检查（MRI）等检查。

第四讲
骨密度测量的三个"帮手"

俗话说，一个篱笆三个桩，一个好汉三个帮。骨密度是指单位面积（面积骨密度）或单位体积（体积骨密度）所含的骨量。尽管双能 X 线吸收法（DXA）测量的骨密度，是骨质疏松诊断的"金标准"，但它也存在着一定的局限性。

比如，由于 DXA 骨密度仪多依赖进口，且其价格较高，因而在国内的基层医院难以普及；又由于它测量的是面积骨密度，其测量结果容易受到椎体骨质增生等因素的影响，因此，在临床上，常会根据实际需要选择其他骨密度检测方法。

一　定量超声测量法

定量超声测量法是目前基层医疗机构最常用的骨密度检查方法，它是利用声波通过所测部位（包括软组织和骨骼）后逐渐衰减的原理来测量骨密度的，其常见的检测部位是足跟骨。

尽管定量超声测量法具有价格低廉、容易携带和无放射性的特点，但不能作为骨质疏松诊断和药物疗效判断的依据，故目前多用于社区骨质疏松症高危人群的初步筛查。对经定量超声测量后怀疑有骨质疏松的患者，应进一步接受 DXA 骨密度等检查。

二　椎体 X 线侧位摄片

椎体 X 线侧位摄片是判定椎体压缩性骨折的常用检查方法。由于约有 1/5 的椎体骨折患者没有明显疼痛症状，因而对老年人，特别是 1 年内身高缩短大于 2 厘米或比年轻时身高缩短大于 4 厘米的老年人，应及时接受椎体 X 线侧位摄片检查。

目前，常采用 Genant 目视半定量方法，来判定椎体压缩性骨折的程度。椎体压缩性骨折可分为轻度、中度、重度，其评定方法是椎体压缩最明显处的高度，与同一椎体后高或邻近上一椎体后高之比，分别为 20% ~ 25%、> 25% ~ 40% 和 40% 以上。

三　定量 CT 测量法

定量 CT 测量法（QCT）是目前测量体积骨密度的

常用方法，它可避免因肥胖、脊柱退变、腹主动脉钙化等因素对骨密度测量的影响，能准确测量腰椎（主要是松质骨）的骨密度，但其所受 X 线辐射量比 DXA 测量时要高。

近年来，QCT 与低剂量胸部 CT 扫描结合进行，这样既能满足胸部影像诊断，又能在不增加 X 射线剂量和扫描时间的同时测量腰椎骨密度。QCT 是以腰椎骨密度绝对值来进行诊断的，如 $\geq 120mg/cm^3$ 为骨量正常，$80 \sim 120mg/cm^3$ 为骨量减少，$< 80mg/cm^3$ 为骨质疏松。

总之，不同的骨密度测量方法，各有其优缺点，患者可以在医生指导下进行选择。需要说明的是，骨密度检测结果只能反映检测时的骨密度情况，不能判断其骨质丢失的快慢，而要了解骨质丢失快慢，则需要检测血清骨代谢标志物。

第五讲
如何看懂骨代谢标志物报告单

骨代谢标志物检测是骨质疏松诊治的主要检查之一，而正确解读骨代谢标志物报告单是骨质疏松个体化治疗的前提。

病 区：		性 别：女		送检医生：		
科 别：		年 龄：81岁		接收时间：		
送检单位：				临床初诊：高血压病		

备 注：

No	项目	结果	参考区间	单位	实验方法
1	N端骨钙素	18.4	11.0-46.0	ng/ml	电化学发光
2	I型胶原羧基端肽β特殊序列	612.2	绝经前：<573.0绝经后：<1008.0	pg/ml	电化学发光
3	25-羟基维生素D3	17.26	缺乏 <12.00不足 12.00-20.00正常 20.00-50.00副作用风险 >60.00中毒 >200.00	ng/ml	电化学发光
4	总I型胶原氨基端前肽	78.8	绝经前 15.10-58.60绝经后 20.30-75.30	ng/ml	电化学发光
5	甲状旁腺素	61.7	15.0-65.0	pg/ml	电化学发光

一位 81 岁老年女性的骨代谢标志物报告单

在这张骨代谢标志物报告单中，25 羟基维生素 D 和甲状旁腺素均属于骨代谢调控激素，两者呈负相关，即当维生素 D 不足时，甲状旁腺素升高，而在补充维生素 D 后，随着血清 25 羟基维生素 D 水平的提高，血清甲状旁腺素水平可明显下降。下面主要谈一谈如何来选

105

择和解读剩下的三项骨转换指标。

一 优先选择血清 CTX 来判断骨质丢失快慢

已有研究表明，I 型胶原交联羧基末端肽（CTX，即报告单中的 I 型胶原羧基端肽 β 特殊序列，骨吸收标志物）、I 型胶原氨基端前肽（P1NP，骨形成标志物）和 N 端骨钙素（OC，骨形成标志物）三者之间呈中度正相关，且均与骨密度呈负相关，因此理论上讲，可以选择其中任何一个指标来判断骨质丢失快慢。

但在临床上一般首选血清 CTX，再兼顾血清 P1NP 和 OC 来分析一个人的骨代谢状况。之所以首选 CTX，是因为绝经后女性骨吸收增快，CTX 明显增高（当然此时骨形成也增快，血清 P1NP 和 OC 水平也增高）；之所以要兼顾血清 P1NP 和 OC，主要是因为血清 CTX 易受抽血时间和进餐的影响，而血清 P1NP 和 OC 相对比较稳定。

二 要选择绝经前的参考值范围

这位 81 岁老年女性患者的血清 CTX 是 612.2pg/ml，但其参考值有两个（绝经前 < 573.0，绝经后 < 1008.0）。

很多人认为，此人是 81 岁的绝经后女性，当然要看绝经后标准，也就是说这位老年女性的血清 CTX 水平是正常的，其实这种看法是错误的。

在血清 CTX 产品说明书中列出了 254 例绝经前女性血清 CTX 的均值（299pg/ml）、标准差（SD，137pg/ml），和 429 例绝经后女性血清 CTX 的均值（556pg/ml）、SD（226pg/ml），而平均值 +2SD 是制定参考值上限的方法。绝经后女性由于其体内雌激素水平低下，破骨细胞活性明显增加，其血清 CTX 水平明显高于绝经前，因而不能作为参考值。

因此，血清 CTX 的参考值范围要看绝经前女性的（即 < 573.0pg/ml），因而该老年女性患者的血清 CTX 水平其实是高的。同样道理，血清 P1NP 的参考值范围也要看绝经前（15.10 ~ 58.60ng/ml）。

三　以血清 CTX300pg/ml 作为高、低转换的分界点

很多患者认为，既然报告单上有参考值范围，就以参考值上限来判断就可以了，即如果 CTX 超过 573.0pg/ml 是高转换，否则就是低转换。这其实是不妥的。

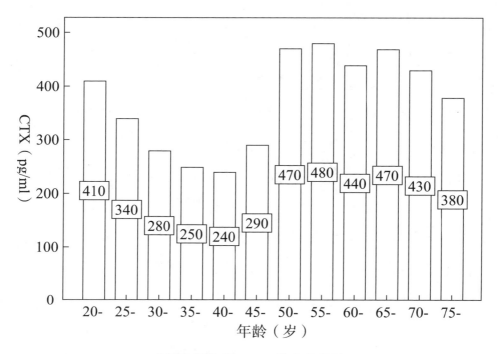

成年女性血清 CTX 的变化趋势

　　上海的一项研究表明，女性血清 CTX 均值从绝经后开始迅速升高到 470pg/ml 左右，而骨质疏松的治疗目标就是把骨转换水平降至绝经前水平（即小于 300pg/ml）。因此，应以血清 CTX300pg/ml（或参考值上限的一半）作为高、低转换的分界点。

　　我们曾经调查了 100 例绝经后女性，发现血清 CTX > 1008pg/ml 仅有 3 例，CTX > 573pg/ml 有 35 例，CTX > 300pg/ml 有 80 例。由此可见，如以 CTX > 1008pg/ml 作为标准，则很少能找到不正常的患者；如以 CTX > 573pg/ml 作为标准，则至少找出骨质丢失明显增快的患者；事实上，血清 CTX > 300pg/ml 的患者（约 80%）都需要接受抗骨质疏松治疗。

第六讲
看骨质疏松，为什么要查血生化

在骨质疏松门诊，患者除了需要检查骨密度和血清骨代谢标志物外，还需要做血生化检查。那么，骨质疏松症患者为什么需要检测血生化指标呢?

一　了解患者的肾功能状况

在给骨质疏松症患者制定治疗方案之前，之所以要先了解其肾功能，是因为很多抗骨质疏松药物，不能用于肾功能不全的患者。比如目前常用的双膦酸盐类药物唑来膦酸（每年静脉滴注 1 次），就禁用于肌酐清除率低于 35ml/min 的患者。

需要提醒的是，不能简单地以血肌酐来判断老年人的肾功能，而应该根据肌酐清除率来判断。比如，一个体重为 50 千克的 70 岁女性骨质疏松症患者，血肌酐为 110μmol/L，处于其参考值范围（35 ~ 123μmol/L）之内，但经 Cockcroft-Gault 公式计算：肌酐清除率 =1.222×［（140- 年龄）× 体重（千克）］/ 血肌酐

（μmol/L），女性再乘 0.85，其肌酐清除率为 33.05ml/min，因此该患者不适宜静脉滴注唑来膦酸。

二　了解患者的血脂状况

我们曾经调查了 158 例 45 ～ 70 岁绝经后女性的血脂情况，发现三分之二的女性患有高脂血症（总胆固醇 ≥ 5.2mmol/L 或低密度脂蛋白胆固醇 ≥ 3.4mmol/L）。绝经后女性容易出现血脂增高，与其绝经后体内雌激素水平低下有关，这是因为雌激素可以促使肝脏内胆固醇转化为胆汁酸，从而降低血清总胆固醇水平，并加速低密度脂蛋白胆固醇的清除。

血脂增高，不仅会加速血管硬化，诱发心脑血管意外，而且可以促进骨质丢失，诱发或加重骨质疏松。因此，患有高脂血症的绝经后女性，应在控制饮食和改善生活方式的基础上，及时服用调脂药物。目前一般首选中等强度的他汀类药物，如阿托伐他汀（10 ～ 20 毫克）、辛伐他汀（20 ～ 40 毫克）等。

三　了解患者的电解质状况

有些患者认为血钙增高是自己补钙充足的标志，其实是一种误解。人体内 99% 以上的钙以磷酸钙或碳酸钙的形式储存在骨骼中，血液中钙含量很少（约占 1%）。但在骨质快速丢失或骨骼破坏时，骨骼会释放出大量的钙，使血钙增高。当然，骨质疏松症患者出现血钙增高，还可能与其过量服用活性维生素 D、接受成骨药物特立帕肽治疗等因素有关。

血钠升高，常提示患者吃得过咸，而吃得过咸，不仅容易诱发高血压、冠心病、胃溃疡等疾病，而且可促进钙的流失，诱发骨质疏松。这是因为钠和钙在肾脏排泄的机制相同，一般每排泄 1000 毫克钠就要同时排泄出 26 毫克的钙。另外，血磷明显降低伴骨痛时，则要考虑低磷性骨软化症、甲状旁腺功能亢进症等疾病。

四 了解患者的营养状况

白蛋白是判断一位老年人营养状况的重要指标，如果白蛋白低于 35g/L，可认为存在慢性营养不良。此时应建议患者在摄入充足热量的基础上，保证优质蛋白质（包括瘦肉、鱼虾、蛋类和奶类等）的摄入。

同型半胱氨酸是蛋氨酸（甲硫氨酸）的代谢产物，其增高常提示患者新鲜的蔬菜和水果吃得太少。因此，对高同型半胱氨酸血症的患者，可在补充叶酸片的基础上，多食用新鲜的蔬菜和水果。

此外，通过血生化检查，医生还能了解患者的血糖、尿酸和肝功能等内容，有助于制定合理的治疗方案。

第五篇
治疗骨质疏松的
"十八般武艺"

第一讲
骨质疏松早防治早受益

在初次就诊的骨质疏松症患者中，常可碰到一些"就诊太迟"的患者，那么，这些"就诊太迟"患者有什么共同特点？骨质疏松为什么一定要尽早防治呢？

一 "就诊太迟"患者的共同特点

1. 多为 70 岁以上的女性，可伴有椎体、髋部、腕部骨折史 尽管在绝经前的女性中，也可发现骨质疏松症患者，但多数女性在 70 岁（绝经 20 年）左右出现骨质疏松。

2. 骨转换标志物水平稍增高 骨转换标志物是骨组织在其新陈代谢过程中的产物，女性在绝经后，由于体内雌激素水平低下，导致破骨细胞活性增加，骨质丢失加快，I 型胶原交联羧基末端肽（CTX）等骨转换标志物水平迅速增高，而在 70 岁后 CTX 水平逐渐下降，骨质丢失速度也有所减慢。

3. 治疗效果稍差 这是因为目前常用的抗骨质疏

松药物，如双膦酸盐类和 RANKL 抑制剂地舒单抗等，是通过抑制破骨细胞功能（即降低 CTX 水平）来达到抗骨质疏松的目的，因此患者的骨转换水平越高，治疗效果也就越好，而随着骨转换标志物水平的下降，抗骨质疏松药物疗效就会下降。

二 早治疗早受益

国外有学者把绝经后骨量减少患者分成地舒单抗组和对照组，地舒单抗组接受连续 8 年地舒单抗（60 毫克，每 6 月皮下注射 1 次）治疗，而对照组先不接受抗骨质疏松治疗，观察 4 年后再接受连续 4 年地舒单抗治疗。

结果发现，地舒单抗组骨密度持续上升，8 年后与治疗前比较增加 6.8%，而对照组在未接受治疗的 4 年中，骨密度持续下降（约 4%），尽管 4 年后也连续接受地舒单抗治疗 4 年，但其骨密度增幅一直低于治疗组。可见，骨质疏松症患者需要尽早治疗。

三 治疗后骨密度不可能无限回升

女性在 70 岁以后骨质丢失减慢，治疗时需要根据其骨转换水平，适当缩短疗程或延长用药间隔，比如一个血清 CTX 为 450pg/ml 的患者，可以在服用阿仑膦酸钠片（70 毫克，每周 1 次）6 个月后进入药物假期，然后根据其骨转换标志物的变化，来确定再次服药的时机和疗程。

一些骨质疏松症患者希望经治疗后，能从骨质疏松逆转到骨量减少，然后再恢复到骨量正常，这是不可能的。国外有学者研究了长期使用双膦酸盐类药物的疗效，发现该类药物在前 1～3 年中疗效最好，此后疗效逐渐下降。

因此，想依靠药物来完全恢复骨密度是不可能的，女性要保护自己的骨骼，只能依靠尽早预防、尽早治疗。

第二讲
存钱不如存肌肉

　　一般来说，人体的肌肉从 30 岁开始就缓慢丢失，50 岁后丢失加快（尤其是女性），到 70 岁时肌肉丢失已超过三分之一，到 80 岁以上时，肌肉丢失已接近一半，跌倒及其相关性骨折的风险明显增加。

一　骨肉两相亲

　　肌肉减少症（简称"肌少症"）是一种与增龄相关的渐进性的全身肌量减少、肌强度下降、肌肉生理功能减退的老年综合征，患病率约为 10%。肌少症常伴随骨量、骨微结构的改变和骨强度的下降（即骨质疏松），医学界统称为"活动障碍综合征"。

　　肌少症和骨质疏松均为多因素致病，且其发生及进展有共同的危险因素，如遗传因素、营养不良、运动缺乏、慢性疾病、炎症状态、激素变化、神经系统退行性改变等，两者"狼狈为奸"，容易诱发一系列不良后果，如衰弱、跌倒、骨折、生活自理能力下降，死亡率增加。

　　肌少症患者的诊断应综合肌量、肌力和日常活动功能的评估，其中肌量可通过双能 X 线吸收法、电子计算机断层扫描（CT）等来测量；肌力可通过优势手握力、膝关节伸展肌力评定等来检测；日常活动功能可通过日常步速评估、6 分钟步行试验等来评定。

二　运动不能少

　　运动是获得和保持肌量、肌力的最有效手段，因而老年人要注意避免久坐、久卧，要根据自己的具体情况，每天坚持 30～60 分钟的有氧运动，如步行、打太极拳、跳广场舞等。

　　这是因为在运动过程中，不同肌肉、肌腱间相互牵拉产生的拉力、切力以及挤压，均能对肌肉和骨骼产生一定的刺激，运动还能有效增加肌肉和骨骼的血流量，促进其营养物质的供给，从而延缓肌肉和骨骼的衰老。

　　要防治肌少症，老年人还需要坚持做抗阻力训练，如爬楼梯、举哑铃、单腿站立、坐姿抬腿、靠墙静蹲、拉弹力带等，一般每次锻炼 20 分钟左右，每周不少于 2 次。另外，接受一定难度的平衡训练，有助于减少跌倒的发生。

三 营养要跟上

目前一般要求老年人蛋白质摄入量是每日每千克体重 1.0~1.2 克，其中优质蛋白质比例最好能达到 50%，且均衡分配到一日三餐中。

比如一位体重 60 千克的老年人，每日至少需要摄入 60 克蛋白，平均每餐需摄入 20 克蛋白质。在常见的食物中，1 只 50 克鸡蛋约含蛋白质 7 克，1 杯 250 毫升牛奶约含蛋白质 8 克，100 克黄鱼约含蛋白质 17 克，100 克纯瘦猪肉约含蛋白质 20 克。

以早餐为例，吃 2 两（100 克）主食和 1 个鸡蛋，再喝 1 杯牛奶，就可满足早餐蛋白质的需要。要注意老年人的饮食不能太素，切忌一餐只吃 1 碗白粥加 1 个刀切馒头。如果饮食中营养摄入不足或存在其他过度消耗因素时，应考虑及时补充蛋白质或氨基酸。

此外，老年人应该适当食用富含多不饱和脂肪酸的海产品，适当增加摄入深色蔬菜和水果，比如西蓝花、紫甘蓝、蓝莓和橙子等。补充维生素 D，有助于增加肌肉强度，降低跌倒风险。

第三讲
绝经激素治疗的基本原则

很多人认为，只有老年女性才会患骨质疏松，其实绝经后女性也是骨质疏松的高发人群，而且老年女性骨质疏松是在绝经后骨质丢失的基础上发展起来的，因此延缓绝经后骨质丢失是老年女性骨质疏松防治的前一道关口。

一　绝经后女性容易发生骨质疏松

大多数女性围绝经期的开始，是以月经紊乱为起点，也有部分人以潮热、出汗等症状为首发表现。一般来说，一位 40 岁以上的女性，如在 10 个月经周期内有 2 次或 2 次以上相邻月经周期改变 ≥ 7 天，就可以认为该女性已经进入围绝经期。

绝经是指月经的永久性停止，属于回顾性临床诊断。40 岁以上的女性停经 12 个月，在排除妊娠及其他可能导致闭经的疾病后，即可临床诊断为绝经。正常女性的绝经年龄是 45～55 岁（40～45 岁之间绝经称为早绝经），也就是说女性的三分之一生命是在绝经后度过的。

在对广东省近 500 名围绝经期女性的问卷调查中发现，约 70% 的女性有潮热出汗、睡眠障碍、抑郁焦虑等绝经相关症状，或有阴道干涩、性交疼痛、排尿困难、反复发作的阴道炎或尿路感染等泌尿生殖道萎缩相关症状。由于绝经后雌激素持续下降，绝经后女性还容易发生骨质疏松、心血管疾病、代谢紊乱等疾病。

一项针对 862 例女性随访 10 年的研究表明，女性骨质在绝经前就开始丢失，而且在绝经前 1 年至绝经后 2 年间骨质的丢失率，远大于绝经后 3～5 年间的丢失率，因此女性在绝经前就应开始采取干预措施，并做好绝经后骨质疏松的预防。

二 绝经激素治疗的基本原则

绝经激素治疗（MHT）就是补充外源性激素，包括雌激素和其他联合应用的性激素。按照《中国绝经管理与绝经激素治疗指南 2023 版》的建议，MHT 的适应证包括以下四类：①有月经紊乱等绝经相关症状；②有阴道干涩疼痛等泌尿生殖道萎缩相关症状；③存在骨质疏松危险因素（见表 2）、骨量减少或骨质疏松；④存在过早的低雌激素状态。

按照《中国绝经管理与绝经激素治疗指南 2023 版》的建议，MHT 的禁忌证有以下六类：①已知或可疑妊娠；②原因不明的阴道流血；③已知或可疑患有乳腺癌；④已知或可疑患有性激素依赖性恶性肿瘤；⑤最近 6 月内患有活动性静脉或动脉血栓栓塞性疾病；⑥严重肝肾功能不全。

但如有子宫肌瘤、子宫内膜异位症及子宫腺肌病、子宫内膜增生病史、血栓形成倾向、胆石症、免疫系统疾病（类风湿关节炎、系统性红斑狼疮）、乳腺良性疾病及乳腺癌家族史、癫痫、偏头痛、哮喘、血卟啉症、耳硬化症、现患脑膜瘤等情况，仍可在医生的指导下，谨慎接受 MHT。

因此，在接受 MHT 前，女性除了要如实向医生反映病史外，还应接受必要的体格检查（包括乳腺）和妇科检查（包括宫颈细胞学），要检测血常规、血生化、生殖激素（包括雌二醇、卵泡刺激素等）和血清骨代谢标志物，并做心电图、盆腔 B 超、乳腺 B 超或钼靶检查、骨密度（双能 X 线吸收法）等检查。

三　绝经激素治疗的注意事项

由于 MHT 属于一种医疗措施，因此在启动 MHT 治疗前，必须综合考虑该女性的症状、主观意愿、生理年龄、是否绝经及绝经年限、相关检查、个人史和家族史、预防骨质疏松等因素，确定其个体化的治疗方案。在接受 MHT 后，应定期进行个体化风险 - 利益评估，并根据治疗目标和安全性，确定下一步 MHT 方案。

按照药物的种类，用于 MHT 的药物可分为单纯雌激素、复合雌孕激素和替勃龙等；而根据用药途径，又可分口服、经皮肤和经阴道等途径。一般来说，如仅有阴道干涩或性交疼痛不适的女性，可局部应用低剂量的雌激素治疗；对子宫切除的女性，可单纯给予雌激素；其他患者则需要加入孕激素以保护子宫内膜，预防子宫内膜癌。

至于具体选择哪种药物，选择何种用药方式，需要医生根据患者的具体情况来决定。不同的 MHT 药物有不同的使用方法，不可随意更改，更不可时用时停。一般来说，在接受 MHT 治疗 1 月、3 月、6 月、12 月都需复诊，以后每年至少复诊 1 次。

第四讲
阿仑膦酸钠服用注意事项

说到治疗骨质疏松的药物，人们首先会想到阿仑膦酸钠。该药物自 1995 年开始用于治疗骨质疏松以来，以其确切的疗效、较少的不良反应，而得到患者的认可。

一 疗效经得起考验

阿仑膦酸钠是目前临床上广泛应用的双膦酸盐类抗骨质疏松药物。临床研究表明，阿仑膦酸钠可有效抑制破骨细胞功能，促进钙在骨骼中的沉积，提高椎体、髋部和其他部位骨骼的骨密度，明显降低骨质疏松症患者的骨折风险。

该药适用于不同病因、不同发病机制所致的骨质疏松，包括绝经后骨质疏松、男性骨质疏松和糖皮质激素性骨质疏松等。但对有反流性食管炎、胃和十二指肠溃疡、严重肾功能不全（肌酐清除率小于 35ml/min）、严重低钙血症、近期需要接受牙科手术的患者慎用。

2013 年国内上市了一种阿仑膦酸钠（70 毫克）和维生素 D_3（2800IU）的复方制剂，该药也是 1 周服用 1 片。相关研究表明，服用该复方制剂不仅能有效抑制骨吸收，而且有助于纠正患者维生素 D 缺乏，有事半功倍的效果。

二 正确服用有讲究

目前市场上阿仑膦酸钠的常用剂量是每周 1 片（70 毫克），因此为避免漏服，患者应根据自身的情况，选择一周的某一天（如星期一或星期五）来服用，可以制作一张卡片，放在餐桌醒目的地方。如果当天未服，可以在次日清晨补服。

由于目前市场上常用的阿仑膦酸钠并不是肠溶片，因而在其服用过程中，如果长时间在食管停留，就会刺激食管，诱发食管炎。该药正确的服用方法是，在清晨空腹时，用不少于 250 毫升的温开水吞服（不要咀嚼或吮吸药片），且在服药后 30 分钟内保持上半身直立，不要躺卧。

如果在服用阿仑膦酸钠后，出现恶心、呕吐、反酸、上腹疼痛等上消化道症状，可以适当延长用药间隔，如每两周服用 1 次。如经上述处理，上消化道症状仍不能缓解，则可在医生指导下，选择其他抗骨质疏松药物。

三　依从性差是软肋

与大多数口服药物一样，阿仑膦酸钠的用药依从性也比较低。根据《原发性骨质疏松症诊疗指南（2022）》的建议，连续使用双膦酸盐类药物，一般不超过 3 ~ 5 年。但事实上，在老年骨质疏松症患者中，多数患者连续服用阿仑膦酸钠不超过 12 个月。

我们曾经调查了 57 例老年女性骨质疏松症患者服用阿仑膦酸钠的情况，结果发现连续服用 1 ~ 11 月有 37 例（65%），能坚持服用 24 月以上仅 11 例（19%），能坚持服用 36 月以上 5 例（9%），但有 2 例患者服用超过 60 个月（即 5 年）。

阿仑膦酸钠是一种抗骨吸收药物，特别适合于破骨细胞功能活跃（表现为骨转换水平升高）的骨质疏松症患者。一般来说，要有效抑制骨质疏松症患者的破骨细胞功能，连续服用阿仑膦酸钠的时间至少需要 6 个月。当然，连续服用阿仑膦酸钠的时间也不适宜过长，以免过度抑制骨骼代谢，而出现非典型性股骨骨折等严重并发症。

第五讲
唑来膦酸使用的"稳、准、狠"

在抗骨质疏松治疗中，哪个药物的使用有"稳、准、狠"这三个特点呢？非唑来膦酸莫属。

一 先来聊聊它的"狠"

唑来膦酸的"狠"，首先体现在它一年只需静脉滴注 1 次（5 毫克），就可有效抑制骨质疏松症患者的骨转换水平，进而降低其椎体和非椎体骨折的风险。显然，这比每周服用 1 次的阿仑膦酸钠片，要方便得多。

唑来膦酸的"狠"，还体现在静脉滴注该药后的急性期反应十分常见。我们曾经调查了 47 例平均年龄为 80 岁的老年女性骨质疏松症患者，在首次接受唑来膦酸静脉滴注后的急性期反应，发现约 3/4 的患者出现 1 个或 1 个以上的反应，其中发热 18 例（38%）、肌痛 16 例（34%）、流感样症状 14 例（30%）、头痛头晕 13 例（28%）、恶心呕吐等消化道症状 12 例（25%），但上述急性期反应多在 72 小时内自然消失。

二 再来说说它的"准"

　　唑来膦酸是第三代的双膦酸盐类药物，与骨骼羟磷灰石的结合力高，能特异性地结合到转换活跃的骨骼上，从而抑制破骨细胞的功能，降低骨吸收，达到抗骨质疏松的效果，因此唑来膦酸特别适合用于高转换（骨转换标志物增高）的患者。

　　唑来膦酸在静脉滴注后，约 40% 在 24 小时内以药物原型通过肾脏排出，因而该药物禁用于肌酐清除率小于 35ml/min 的肾功能不全患者。又由于该药可促进血钙在骨骼中的沉积，使血钙降低，因而对于低血钙的患者，就不适宜使用。另外，正在接受牙科手术或近期计划接受牙科手术的患者，也应延迟使用。

三 最后谈谈它的"稳"

　　在使用唑来膦酸前，可以先补充 1～2 周的钙片和维生素 D，补充钙片有助于减少静脉滴注唑来膦酸后低血钙的发生，而补充维生素 D 则有助于减轻该药的急性期反应。

　　在静脉滴注唑来膦酸时，一定要注意充分水化。可先静脉滴注 500 毫升的生理盐水，再滴注唑来膦酸 5 毫

克（时间不得少于 30 分钟），最后滴注 250 毫升的生理
盐水。滴注结束后，患者应注意多喝水，如出现发热、
肌痛等急性期反应，应及时服用布洛芬或对乙酰氨基酚
等解热止痛剂。

当然，在接受唑来膦酸治疗后，患者还应注意坚持
锻炼、晒太阳、喝牛奶、补充钙片和维生素 D。

第六讲
地舒单抗，一定是六个月打 1 次吗

自 2021 年 3 月抗骨质疏松新药 RANKL 抑制剂地舒单抗进入国家医保目录后，该药物以使用方便（每 6 个月皮下注射 60 毫克）、副反应少、疗效确切而迅速在我国大陆推广使用。那么，地舒单抗究竟是一种什么药物，是不是一定要 6 个月打 1 次，能不能再延长 6 个月（即 12 个月后）再打呢？

一 地舒单抗的抗骨质疏松机制

基础研究发现，OPG-RANKL-RANK 信号通路在骨质疏松发生中起重要作用。女性在绝经前，成骨细胞分泌的骨保护素（OPG）和核因子 -κB 受体活化因子配体（RANKL）处于动态平衡之中，其中 OPG 可以结合部分 RANKL，使骨吸收减慢。

而女性在绝经后，由于体内雌激素水平低下，破骨细胞活性增强，并诱导成骨细胞过多分泌 RANKL，使 RANKL/OPG 比值失衡。过多的 RANKL 与破骨细胞前

体细胞表面的核因子 -κB 受体活化因子（RANK）结合后，促使破骨细胞分化成熟，导致骨吸收加快，骨密度下降。

地舒单抗是一种全人源单克隆抗体，能高特异性、高亲和力地与 RANKL 结合，阻止 RANKL 与 RANK 结合，导致破骨细胞不能活化，从而起到抗骨吸收的作用。因此，地舒单抗与双膦酸盐类药物唑来膦酸（5 毫克，12 月静脉滴注 1 次）一样，都属于抗骨吸收药物。

一项包含 7808 例 60～90 岁绝经后骨质疏松症患者的随机对照研究表明，每 6 个月皮下注射 1 次地舒单抗，连续使用 36 个月，腰椎骨密度增加 9.2%，全髋部骨密度增加 6.0%，椎体、髋部骨折风险分别下降 68% 和 40%。

二 半数以上的患者可以适当推迟

地舒单抗之所以每 6 个月使用 1 次，是由其骨转换标志物的变化决定的。研究表明，绝经后骨质疏松症患者接受地舒单抗治疗后，其血清骨吸收标志物 I 型胶原交联羧基末端肽（CTX，治疗前平均 649pg/ml）迅速下降，3 天内下降 85%，1 月内下降至最低，然后缓慢回升，约在 6 个月时回升到 200pg/ml 左右，如不继续使用地舒单抗，血清 CTX 会继续上升（骨质丢失重新加快），故需继续使用。

那么，是不是每个绝经后骨质疏松症患者接受地舒单抗治疗 6 个月后，一定要马上使用呢？其实不然。我们曾经调查 111 例绝经后骨质疏松症患者（血清 CTX 平均为 620pg/ml）接受地舒单抗治疗后 6 个月血清 CTX 的变化情况，结果发现血清 CTX 低于 200pg/ml 患者约占 60%。

一般认为，血清 CTX 低于 100pg/ml 的患者，如继续使用地舒单抗，可能会因为过度抑制其骨骼的新陈代谢而对骨骼不利；而对 100pg/ml ≤ 血清 CTX < 200pg/ml 的患者，如继续使用地舒单抗，可能也对骨骼无益。因此，约五分之三的患者可以适当推迟注射地舒单抗。

三　很少有人可以再延迟 6 个月

我们曾对 21 例接受地舒单抗注射 6 个月后血清 CTX < 200pg/ml 的绝经后骨质疏松症患者，再观察 6 个月，结果发现仅 1 例患者血清 CTX 仍低于 200pg/ml，说明尽管约有五分之三的绝经后骨质疏松症患者可以适当推迟注射地舒单抗，但常常不能再推迟 6 个月。

地舒单抗的抗骨吸收作用持续时间受到多种因素的

共同影响。如果一个绝经后骨质疏松症患者能够坚持平衡饮食（包括喝牛奶）、室外活动、补充钙片和维生素D，那么地舒单抗抗骨吸收作用的持续时间就会延长，即保证了该药物的疗效，反之就会影响地舒单抗的疗效。

约有 40% 的绝经后骨质疏松症患者接受地舒单抗注射 6 月后，其血清 CTX 水平高于 200pg/ml，说明在这五分之二的绝经后骨质疏松症患者中，地舒单抗的抗骨吸收作用不能维持 6 个月，需要适当提前使用。

因此，尽管地舒单抗的一般用法是每 6 个月注射 1 次，但患者应该在接受地舒单抗治疗后，每 3～6 月复查骨代谢标志物，如血清 CTX 高于 200pg/ml，即可考虑继续使用。

第七讲
"变形金刚"降钙素

目前临床使用上的降钙素制剂有鲑降钙素和鳗鱼降钙素类似物依降钙素两种，其中鲑降钙素有两种剂型，注射液用于注射，而鼻喷剂适合喷鼻后吸入。

一 降钙素的临床功效

顾名思义，降钙素有降低血钙的功效。当血钙升高时，甲状腺滤泡旁细胞分泌降钙素，一般来说，血钙升高10%，可使降钙素分泌增加2倍。降钙素既能抑制肾脏对钙的重吸收，又能促进钙进入骨骼，从而降低血钙。

降钙素具有一定的抗骨质疏松的功效。降钙素能与破骨细胞表面的受体结合，抑制破骨细胞的活性，减少破骨细胞数量，使骨吸收速度减缓；又由于它能促进钙进入骨骼，故能增加骨量，防治骨质疏松。

此外，降钙素能作用于中枢神经系统，提高疼痛阈值，具有独特的镇痛作用。在临床上，该药不仅可用于缓解骨质疏松引起的疼痛，而且还能用于治疗偏头痛、癌症晚期疼痛、糖尿病性神经病变所致的疼痛，有助于提高患者的生活质量。

二　降钙素的临床应用

首先，降钙素可用于伴有骨痛的骨质疏松症或骨质疏松性骨折患者，可用于骨肿瘤等疾病所致的骨痛患者，也可用于预防因偏瘫、骨折、手术等原因，长期卧床或制动后导致的急性骨丢失。

其次，降钙素可用于治疗畸形性骨炎、外周神经营养障碍、甲状旁腺功能亢进或恶性肿瘤（如乳腺癌、肺癌和肾癌等）骨转移所致的高钙血症。

最后，降钙素可用于重度肾功能不全（肌酐清除率低于 30ml/min）的骨质疏松症患者。

三　降钙素应用注意事项

鲑降钙素注射液在皮下或肌内注射时，一般每日 1 支（50IU），根据病情每周注射 2 ～ 7 次；鲑降钙素鼻喷剂，一般每日或隔日鼻喷 1 次（200IU）。鳗鱼降钙素类似物依降钙素一般每周肌肉注射 1 次（20U）。

降钙素总体安全性良好，但国外有研究表明，长期

（6个月或更长时间）使用鲑降钙素鼻喷剂，可能会增加患者罹患恶性肿瘤的风险，因此鲑降钙素连续使用时间一般不超过 3 个月。

少数患者在使用降钙素后，可出现轻度头晕、恶心呕吐、面部潮红等不适，此时可适当延长用药间隔或改变注射方法。另外，为保证降钙素的疗效，在使用该药期间，应注意补充钙和维生素 D。

第八讲
我不是雌激素

在女性骨质疏松的治疗药物中，有一种药物雷洛昔芬，有些患者认为它是一种雌激素。其实，它是一种人工合成的类似雌激素的化合物，是第二代选择性雌激素受体调节剂（SERM）。

一 雌激素受体调节剂的作用机制

绝经后女性由于卵巢分泌雌激素迅速下降，其骨质疏松和心血管疾病的发病率明显增加。尽管雌激素替代治疗可使两者发病率下降，但长期应用雌激素可能会增加乳腺癌发病风险。

近年来研究发现，新型的雌激素受体调节剂，一方面能选择性地作用于骨骼和心血管系统的雌激素受体，降低绝经后女性罹患骨质疏松和心血管疾病的风险，另一方面又能与乳腺组织中的雌激素受体结合，抑制乳腺增生，有助于降低乳腺癌的发病风险。

二　雷洛昔芬可治疗骨质疏松

雷洛昔芬能选择性地与骨骼上的雌激素受体结合，表现出类似雌激素的作用，从而抑制破骨细胞的活性，降低骨转换水平，延缓骨吸收，进而提高骨密度。

临床研究发现，雷洛昔芬可明显提高老年女性腰椎骨密度，降低其椎体骨折发生率，因此该药可用于预防和治疗绝经后骨质疏松或老年女性骨质疏松。研究表明，连续服用 3 年雷洛昔芬，可使骨密度增加 2% ～ 3%，椎体骨折发生率减少 30% ～ 50%。

三　服用雷洛昔芬的注意事项

雷洛昔芬的推荐剂量为每天 60 毫克（1 片），全天均可服用。与服用双膦酸盐类药物一样，在服用雷洛昔芬期间，要注意补充钙和维生素 D。一般来说，每日钙摄入量应在 1000 毫克以上，并补充约 400IU 的维生素 D。

停服雷洛昔芬后，其抗骨质疏松作用就会消失，故该药需长期坚持服用。雷洛昔芬总体安全性良好，其常见不良反应是潮热和下肢痛性痉挛。不能坚持服用雷洛昔芬的患者，可改用其他抗骨质疏松药物。

国外有研究报道，该药有轻度增加静脉血栓栓塞的风险，故有静脉血栓栓塞病史、血栓形成倾向（如长期卧床和久坐）者禁用。另外，由于该药物主要通过肝脏代谢，故不适合肝功能不全患者使用。

第九讲
成骨治疗福祉于谁

近年来，常听说骨质疏松症患者不仅可以选择抗骨吸收治疗，而且还可以选择促成骨治疗。那么，目前国内常用的促成骨药物是什么，适合哪些患者使用呢？

一　特立帕肽是常用的促成骨药物

特立帕肽（重组人甲状旁腺激素 1-34），是一种利用基因重组技术人工合成的 34 个氨基酸片段，是第一个被证明有成骨作用的抗骨质疏松药物，是国内常用的促成骨药物之一，疗程一般不超过 24 个月。但由于该药价格昂贵（国内多数地区未进入医保目录），且需每天注射，因而该药目前在国内应用较少。

在接受特立帕肽治疗期间，应注意补充普通维生素 D（而不是活性维生素 D），这是因为特立帕肽可促进维生素 D 向 1，25 双羟维生素 D 转化，因而患者在接受特立帕肽治疗期间，其体内 1，25 双羟维生素 D 水平常常是充足的，如再补充活性维生素 D，容易导致血钙增高。

另外，停用特立帕肽后，一定要及时加用双膦酸盐、RANKL 抑制剂或雌激素受体调节剂来促进新骨矿化（即序贯治疗）。

二 哪些患者适合使用特立帕肽

首先，特立帕肽适合用于骨折高风险的绝经后骨质疏松症患者，特别是有椎体骨折的严重骨质疏松症患者。大量临床研究表明，每日小剂量（20 微克）皮下注射特立帕肽，不仅能重建已丢失的松质骨，刺激皮质骨及骨小梁生长，明显增加骨量，降低髋部、椎体和其他部位骨折的风险，而且能促进骨膜形成及骨小梁的连续性，加速骨折愈合。

其次，特立帕肽可选择用于长期接受双膦酸盐类药物治疗无效或出现严重并发症的骨质疏松症患者的治疗。双膦酸盐类是目前最常用的抗骨质疏松药物，其短期使用疗效确切，但长期使用疗效下降，甚至可出现非典型性股骨骨折和颌骨坏死等严重并发症。

最后，特立帕肽可选择用于骨折后延迟愈合或骨不连的患者。一项涉及 102 例绝经后女性的研究表明，特立帕肽能加速绝经后女性腕部骨折的愈合，使骨折愈合的平均时间缩短 1.6 周。

三　哪些患者不适宜使用特立帕肽

伴有高钙血症的骨质疏松症患者应慎用特立帕肽，这是因为该药在促进新骨形成的同时，也促进旧骨的分解。另外，它可促进肠道对钙的吸收，从而使血钙进一步增加，对健康不利。

骨恶性肿瘤、癌症伴骨转移、接受外照射或骨骼放射性治疗的患者，都不适宜使用特立帕肽。

此外，有不明原因的碱性磷酸酶升高、腰椎管狭窄、对特立帕肽过敏、严重肾功能不全、畸形性骨炎或 5 年内有恶性肿瘤（如乳腺癌等）病史的患者，都应避免使用该药物。

第十讲
重振骨骼看中药

说起抗骨质疏松的药物，人们常常会想到一些西药，而忽视中药。其实，有一些中药，如骨碎补、淫羊藿、补骨脂、杜仲、续断等，均具有一定的抗骨质疏松作用。近年来，中药抗骨质疏松治疗的研究日益增多，尤其是一些治疗骨质疏松的中成药，因其服用方便、价格便宜，而受到患者朋友的喜爱。

一　中医对骨质疏松的认识

在中医理论中，骨质疏松属于"骨痿""骨枯""骨痹"范畴，是由于肾精不足、骨失滋养导致的全身骨骼慢性退行性疾病。

中医认为，"肾主骨生髓，为先天之本"，"肾藏精、精生髓、髓养骨"，骨骼的生长发育与肾精充盈的关系密切。肾气足，肾精充盈则骨髓生化有源、骨骼坚固、强健有力；若肾气不足，肾精亏虚则骨髓生化乏源、骨骼失养、脆弱无力。

中医还认为，"脾主四肢百骸，为后天之本"。脾胃不断运化水谷精微以充养肾精，使骨骼强劲，如后天亏虚，则精亏髓空、百骸痿废。肝藏血，肾藏精，肝肾同源，肝血充盛则肾精足以滋养骨髓。脾为气血化生之源，以充盈肝血，故肝与脾密切相关。因此，中医认为，骨质疏松与肾精亏虚、脾不运化、肝气郁结等因素密切相关。

二　治疗骨松的常用中成药

1. **骨疏康胶囊**　主要成分是淫羊藿、熟地黄、骨碎补、黄芪、丹参、木耳、黄瓜子等，能补肾益气、活血壮骨，主要治疗因肾虚、气血不足所致的中老年骨质疏松症。临床研究表明，该药物能调节机体的内分泌和免疫系统，抑制骨吸收，提高骨密度，并具有一定的镇痛抗炎作用。

2. **仙灵骨葆胶囊**　是在苗族民间经验方的基础上研发出的新型民族中成药，其主要成分是淫羊藿、续断、丹参、知母、骨碎补、地黄等，能滋补肝肾、接骨续筋、强身健骨，可用于治疗骨质疏松、骨折、骨关节炎和无菌性骨坏死等疾病。

3. **金天格胶囊**　中医药理认为虎骨有抗炎、镇痛、促进骨折愈合的功效。金天格主要成分是人工虎骨，它采用非保护动物特定部位的骨骼，以天然虎骨的指纹图谱为标准研发的新一代虎骨代用品。研究表明，人工虎骨的临床疗效与虎骨基本一致，具有明确的健骨作用。

4. 强骨胶囊 主要成分是骨碎补总黄酮，能补肾、强骨、止痛，主要用于肾阳虚所致的骨痿（表现为骨脆易折、腰背疼痛、畏寒肢冷、下肢乏力、夜尿频多等）。临床研究表明，该药物能提高骨密度，有效缓解骨质疏松症患者的腰背疼痛症状。

5. 六味地黄丸 该药由熟地黄、山药、山茱萸、泽泻、牡丹皮和茯苓6味中药组成，可治疗腰膝酸软、头晕目眩、耳鸣耳聋、盗汗遗精，或骨蒸劳热、消渴、虚火牙痛等症状。临床研究表明，该药物适合用于治疗阴虚型老年骨质疏松症。

6. 左归丸 该药由熟地黄、山药、枸杞子、山茱萸、鹿角胶、龟板胶、菟丝子和牛膝8味中药组成，有填精补髓的功效。临床研究也表明，该药能有效抑制骨吸收，提高骨密度，缓解疼痛症状。

此外，右归丸、金匮肾气丸、知柏地黄丸等中成药，均具有一定的抗骨质疏松的作用。

三 服用强骨中成药注意事项

按照《中医药防治原发性骨质疏松症专家共识（2020）》，根据中医病因病机，原发性骨质疏松症可辨证分为肾阳虚证、肝肾阴虚证、脾肾阳虚证、肾虚血瘀证、脾胃虚弱证和血瘀气滞证等证型。因此，患者在选择服用中药前，应请有经验的中医师，根据自己的体质情况，进行辨证施治。

另外，在服用抗骨质疏松的中成药时，要注意避免盲目增加剂量或延长疗程，在服药期间要注意定期复查肝功能、胆红素等血生化指标。如出现全身乏力、食欲减退、皮肤黄染等不适或有血生化指标异常，应立刻停药并到医院就诊。

第十一讲
针灸和理疗，止痛又强骨

在骨质疏松的治疗中，除了调整生活方式和服用抗骨质疏松药物外，还有哪些治疗措施呢？

一 针刺或艾灸治疗

我国的中医学在老年骨质疏松的防治中积累了丰富的经验，除了中药外，针灸在老年骨质疏松的治疗中占有一席之地。国内不同的研究小组曾应用针灸治疗老年骨质疏松症患者，发现针灸能明显改善患者的腰背部疼痛症状，提高患者的生活质量。

多项临床研究表明，针刺或艾灸肾俞、脾俞、足三里、太溪等穴位，能有效调节下丘脑 - 垂体 - 性腺轴的功能，提高血清雌激素水平，从而抑制骨吸收，达到治疗骨质疏松的作用。生物力学的研究表明，针灸治疗能有效改善骨质疏松症患者的骨密度，降低骨折风险。

二 脉冲电磁场治疗

应用脉冲电磁场治疗骨质疏松，具有无创伤、无感染、操作简单、费用低廉等优点。有学者曾对 82 例骨质疏松症患者进行低频脉冲电磁场治疗 6 周，结果发现患者腰背部疼痛症状明显缓解，腰椎和髋部骨密度增加。

低频脉冲电磁场的抗骨质疏松机理，主要有以下几点：①电磁场能刺激骨骼分泌多种细胞生长因子，参与骨组织的新陈代谢，提高骨密度；②电磁场能有效改善骨骼的新陈代谢，加速钙在骨骼中的沉积和有序排列，提高骨强度，并促进骨折愈合；③电磁场能改善微循环，促进毛细血管生长，缓解肌肉和筋膜的痉挛状态，从而缓解疼痛。

三 机械振动疗法

机械振动是指一个物体沿直线或弧线相对于基准位置（即平衡位置）的往复机械运动。将振动源作用于人体来治疗疾病的方法，就是机械振动疗法。国外有学者对 47 ~ 64 岁的绝经后女性进行为期 12 月的机械振动治疗，结果显示，与未振动组比较，振动组髋部骨密度增加 2.1%、腰椎骨密度增加 1.5%，而且腰部肌肉力量明显增强。

机械振动之所以有助于抗骨质疏松，首先是因为机械振动能直接激活成骨细胞的增殖分化，并抑制破骨细胞功能，从而提高骨密度；其次是因为机械振动能有效改善骨骼的生物力学特性，增加骨强度，促进骨折的愈合和康复。另外，机械振动还能促进肌肉的血液循环，增加肌肉强度，有助于维持机体平衡状态，减少跌倒发生。

此外，老年骨质疏松症患者还可以选择电针、超短波、体外冲击波、低强度激光照射等治疗方法。当然，上述治疗方法，可单独使用，也可与抗骨质疏松药物联合应用。

第十二讲
骨质疏松治疗的目标

在门诊，常有患者问："我需要治疗到什么时候？"按照我国《原发性骨质疏松症诊疗指南（2022）》，双膦酸盐类药物在连续使用 3 ～ 5 年后，就应该考虑停用（进入药物假期），而其他药物常需坚持使用。

但这只是临床上使用抗骨质疏松药物的一个大致疗程，并不是治疗目标。那么，在骨质疏松治疗中，看得见、摸得着的目标究竟是什么呢？

一　没有新发骨折是治疗目标吗

有一些学者认为，应将没有新发骨折，作为骨质疏松治疗成功的目标，其实是不妥的。尽管骨折风险降低是抗骨质疏松治疗的最终目标，也是抗骨质疏松药物临床研究的主要疗效评价终点，但是骨折风险降低在个体中不易监测，且骨折发生受到多种内外因素（包括跌倒）的影响。在临床药物研究中，由于骨密度的改善，可使骨质疏松症患者骨折风险下降 40%～70%，但并非不会骨折。

因此，不能把是否发生骨折作为骨质疏松治疗的直接目标，也不能将发生骨折等同于治疗失败。事实上，无论骨折发生与否，绝大部分患者均可从治疗中获益。对于治疗过程中发生骨折的患者，如不治疗，则骨折发生可能会更早、更重、更多。因而在骨质疏松治疗中，即使发生骨折，如抗骨质疏松治疗方案没有错，仍应继续坚持。

二　骨密度增加是治疗目标吗

尽管骨密度是骨折发生最主要的预测因子，骨质疏松症患者在接受抗骨质疏松治疗后，骨折风险下降也的确与其骨密度上升相关，但是骨密度也不适合作为骨质疏松治疗的目标。

首先是因为骨密度变化缓慢，常需 6～12 月后复查，因而难以迅速判断疗效；其次，随着抗骨质疏松药物使用时间的延长，骨密度增高逐渐放缓；第三，虽然 DXA 测量的骨密度（T 值 ≤ -2.5）是骨质疏松诊断的标准，但并非 T 值 > -2.5，就不需要治疗了；第四，双能

X线骨密度检测仪价格昂贵，目前国内尚未在基层医院普及。

三　骨转换标志物下降是治疗目标吗

骨转换标志物是骨组织在其新陈代谢中的产物。尽管骨转换标志物不能作为骨质疏松诊断的依据，但它在判断骨丢失快慢、选择治疗措施、监测药物的疗效和依从性中起重要作用。多数骨转换标志物可在血液中检测，且稳定性良好。近年来，大量研究表明，常用的骨转换标志物（包括骨吸收标志物和骨形成标志物）的临床价值一致，其增高都代表骨吸收加快，需要接受抗骨吸收治疗。

目前临床上一般首选骨吸收标志物 I 型胶原交联羧基末端肽（CTX）来判断骨丢失快慢。学者们建议，对正在使用抗骨吸收药物（如双膦酸盐类药物、RANKL抑制剂）的女性骨质疏松症患者，其治疗目标应将血清CTX 控制在低于绝经前水平（300pg/ml）或其参考值上限的一半以下。当然，骨质疏松症患者的骨转换水平也不能控制得太低。

综上所述，在骨质疏松症患者的治疗中，应该把降低骨转换标志物的水平作为治疗的直接目标。只要控制了患者的骨转换标志物水平，其骨质丢失速度就比较缓慢，骨折风险自然就会下降。

第六篇
骨质疏松典型病例

病例一
一位哺乳女性打个喷嚏就出现腰椎骨折，是什么情况

临床上常可碰到打个喷嚏就发生骨折的老年骨质疏松患者，但是一个 27 岁的哺乳女性，打个喷嚏就发生腰椎骨折，又是什么情况呢?

一 小周的发病情况

小周从小体型瘦小，一年前怀孕时体重还不到 45 千克，怀孕后体重增加也不明显。约在怀孕后 7 个月开始，小周出现腰部酸痛和夜间腿抽筋，只要 1 天不吃钙片，夜间就会出现抽筋。

3 个月前小周顺产，奶水充足，但感腰部疼痛逐渐加重，2 周前在无明显诱因的情况下出现疼痛加重、翻身困难，来本院就诊，腰椎磁共振检查显示腰 2、腰 3 椎体新发压缩性骨折。

医生给小周配了钙片，并建议小周停止母乳喂养。但小周考虑到母乳喂养时间短，对儿子健康不利，故继

续哺乳。

2 天前小周打了一个喷嚏后突感腰部剧痛、无法动弹，再来本院就诊。腰部磁共振检查发现腰 1 椎体新发压缩性骨折；双能 X 线吸收法骨密度检查显示腰 4 椎体骨密度 Z 值为 −3.5，左侧全髋部和股骨颈骨密度的 Z 值分别为 −2.9 和 −2.2。

小周的血生化（包括肝肾功能、血钙和血磷）、甲状腺功能、生殖激素、抗核抗体和免疫球蛋白等检查均无异常，也无家族史，故诊断为妊娠哺乳相关性骨质疏松（PLO）。

二 为何会出现 PLO

PLO 是指在妊娠晚期（即孕 28 周后）到产后 18 个月（特别是在哺乳前 6 个月内）出现的一种骨质疏松症，其发病率低，据统计在每 100 万人中有 4 ~ 8 人罹患该病。由于人们对该病的认识普遍不足，加上部分患者在停止母乳喂养后症状自然缓解，故推测其实际发病率还要高。

PLO 主要表现为下腰部、臀部、下肢的剧烈疼痛，伴日常活动受限，并容易诱发骨折。骨折好发于上位腰椎和下位胸椎，偶可发生在髋部、肋骨等处。由于剧烈疼痛、反复椎体骨折，不仅会降低患者的生活质量，而且会遗留慢性腰痛，有较高的致残率。

目前普遍认为，钙需求明显增加是 PLO 发生的主要原因。女性在妊娠期钙需求增加，如钙摄入不足，骨钙动员增加，母亲骨骼中钙储备就会降低；母乳喂养时，母亲平均每天丢失 300～400 毫克钙，其中约 10% 来源于椎体，因而 PLO 患者椎体骨密度降低比较明显，也更容易发生骨折。

激素异常分泌也是 PLO 发生的另一个原因。妊娠晚期女性胎盘和乳腺可分泌甲状旁腺激素相关肽，增强破骨细胞的活性，促进骨骼中的钙释放入血；哺乳早期催乳素增高，抑制卵巢分泌雌激素，导致破骨细胞活性增强，骨吸收加快，从而诱发骨质疏松。

当然，PLO 发生还与遗传、基因突变、低体重、维生素 D 摄入不足、缺少锻炼等因素有关。

三　如何防治 PLO

首先，女性在妊娠和哺乳期要十分注意补充钙和维生素 D。一般来说，女性在妊娠和哺乳期间每日钙和维生素 D 的需要量分别为 1000 毫克、400IU，因此在正常饮食（约可补充 400 毫克钙）的基础上，还需要服用

500 毫升左右的牛奶。

其次，要关注妊娠和哺乳期女性是否出现下腰痛等症状，如出现上述症状，应考虑到 PLO 及其脆性骨折的可能，需及时就诊，接受骨密度、磁共振等检查。对诊断为 PLO 的哺乳期女性，应尽早停止母乳喂养。

最后，可在医生指导下应用双膦酸盐、RANKL 抑制剂地舒单抗等药物。由于对年轻的椎体压缩性骨折患者是否应该接受椎体成形术（俗称"打骨水泥"），目前还存在争论，因此 PLO 患者发生椎体压缩性骨折后，一般选择保守治疗。

病例二
连续吃了七年钙片，为什么骨密度还在直线下降

在骨质疏松门诊，并非每位患者都会接受医生的治疗建议。有些患者认为单纯服用钙片，就可以治疗骨质疏松，王阿姨就是其中的一位。

一　王阿姨七年的骨密度变化

王阿姨平时身体一直很好，没有高血压、糖尿病和恶性肿瘤等疾病，八年前自然停经。

七年前王阿姨曾来本院就诊，当时骨密度检查显示腰椎骨量减少（T 值为 −1.5），髋部正常（其中股骨颈和全髋部骨密度 T 值均为 −0.5）。医生建议其接受绝经激素治疗，但她认为只需服用钙片。

四年前，王阿姨不慎跌倒后发生第 12 胸椎骨折，但她还是认为单独服用钙片就可以了。每次钙片吃完了，就去社区卫生服务中心配。

近期来医院复诊，当她看到自己七年来骨密度的变

化趋势后，连连惊呼："我这七年来一天不落地服用钙片，为何骨密度还在不停地下降？"

从骨密度变化趋势来看，王阿姨近七年来腰椎骨密度呈直线下降，且已接近骨质疏松（T 值为 −2.1），髋部骨密度也发展到骨量减少（其中股骨颈 T 值为 −1.0 和全髋部 T 值为 −1.2）。

二　单服钙片为何不能阻止骨质丢失

女性在进入围绝经期后，由于体内雌激素水平迅速下降，破骨细胞活性增强，骨质丢失明显加快。因此，要延缓绝经后女性的骨质丢失，关键不是补钙，而是要尽快抑制破骨细胞活性。

王阿姨此次测血清骨代谢标志物显示 I 型胶原交联羧基末端肽为 541.5pg/ml，提示王阿姨的骨质丢失较快。如不及时干预，预计五年内可发展成为骨质疏松。

由于王阿姨不愿意接受绝经激素治疗，故给予阿仑膦酸钠片（70 毫克，每周服用 1 次）。阿仑膦酸钠可有效抑制破骨细胞功能，促进钙在骨骼中的沉积，从而提高骨密度，降低骨折风险。当然，在服用阿仑膦酸钠片期间，需要坚持服用钙片。

三　在哪些情况下可以单独服用钙片

1. 在进入围绝经期前的阶段　女性在进入围绝经期前，体内雌激素尚未明显下降，破骨细胞活性不强，骨质丢失较慢，此时坚持服用钙片，有助于维护其骨骼健康。按照《原发性骨质疏松症诊疗指南（2022）》建议，成年女性每日钙的推荐摄入量为 800 毫克，而中国居民每日膳食中平均摄入的钙不到 400 毫克，不足的部分需要通过服用钙片或喝牛奶来补充。

2. 在抗骨吸收药物治疗的间隙期　在抗骨吸收药物治疗的间隙期或在其药物假期期间，单纯服用钙片即可。比如唑来膦酸一般是一年静脉滴注 1 次，在两次使用的间隙期间可以单独服用钙片。另外，随着双膦酸盐类药物使用时间的延长，其骨密度不再增高，而严重不良反应（如非典型性股骨骨折和颌骨坏死）风险逐渐增加，因此在连续使用双膦酸盐类药物 3 ~ 5 年后应暂停使用，进入药物假期。在药物假期期间，可以单独服用钙片。

当然，在服用钙片时，联合服用维生素 D，有助于增加钙吸收，提高骨密度，降低骨折风险。

病例三
年轻女子牙痛两月去看病，医生说是因为维生素 D 缺乏

三十多岁的王女士，近两个月来感到牙齿使不上劲儿，连苹果都不能吃了，只要一咬这类稍硬的食物，牙齿就出现疼痛，而且刷牙时牙齿也会疼痛。抽血化验维生素 D，结果让人大吃一惊，只有 5.84ng/ml，属于维生素 D 严重缺乏。

那么，王女士的血清维生素 D 水平为什么这么低呢？

一　天天用防晒霜是"元凶"

经询问，为了保持皮肤白皙，十多年来王女士每天都使用防晒霜。国外有研究表明，使用防晒霜后，防晒霜的主要成分对氨基苯甲酸会全部吸收促使皮肤合成维生素 D 的阳光紫外线，从而使皮肤很难产生维生素 D。

众所周知，在人体内源性维生素 D 中，绝大多数（约 90%）来源于表皮中的 7- 脱氢胆固醇在阳光紫外线的照射下转变而来。如果长期连续使用防晒霜，就会导

致维生素 D 缺乏，影响钙的吸收，进而诱发骨软化症，出现牙齿痛觉过敏、肌肉无力等症状。

二　不良饮食习惯是"帮凶"

目前人群中之所以普遍存在维生素 D 缺乏，除了广泛使用防晒用品外，还与富含维生素 D 的食物较少有关。在自然界中，含维生素 D 比较丰富的食物主要是一些海洋鱼类，比如在 100 克沙丁鱼、鲑鱼和金枪鱼中，分别含维生素 D 500IU、360IU 和 230IU，240 毫升牛奶中约含维生素 D 100IU，1 个蛋黄中含维生素 D 20IU。

询问病史后发现，王女士平时不喝牛奶，也不爱吃鱼，偶尔吃鸡蛋，从而导致其饮食摄入维生素 D 不足。另外，王女士由于常年在商场上班，需要喝咖啡提神，而长期喝咖啡会加快胃肠蠕动，影响维生素 D 和钙的吸收，从而加重维生素 D 缺乏及其相关症状。

三　综合防治显"奇效"

首先，王女士改变每天都使用防晒霜的习惯，并增加户外活动时间。一般来说，在裸露面部、两前臂的情况下，在阳光下活动 20 分钟即可满足机体对维生素 D

的需要。

其次，王女士每天坚持喝牛奶、吃鸡蛋，经常食用鱼虾和蘑菇（每 100 克新鲜蘑菇中约含维生素 D100IU），并且不再喝咖啡。

第三，王女士在医生的指导下肌内注射维生素 D_2 注射液，每月 1 次，每次肌内注射 60 万 IU。

经过上述综合治疗 1 个月后，王女士感到牙痛症状明显缓解，可以吃苹果了；3 个月时牙痛已基本消失，可以吃花生等坚硬的食物。近期王女士来复查，其血清维生素 D 水平已升到 38.39ng/ml。

病例四
医生，你能不能趁我父亲这次骨折，劝他"不要再抽烟了"

66岁的倪先生两周前出现背部疼痛，曾在当地就诊，考虑是肺气肿所致，但经相应处理后，疼痛没有缓解，故来本院就诊。

一 原来是椎体骨折惹的祸

询问病史，尽管倪先生近期没有跌倒史，但两周前有劈柴史，当时并无不适，约在劈柴后2天出现背部和两侧肋部疼痛，平卧时缓解，翻身、起床、挑担后加重。

门诊可见患者呈轻度驼背，胸8椎体有明显叩击痛，测骨密度显示腰椎骨质疏松，胸腰椎磁共振检查显示胸8椎体新鲜压缩性骨折，心电图和肺部CT均未见明显异常，故诊断为骨质疏松伴病理性骨折。

二　男性也会患骨质疏松

近年来人们对骨质疏松的防治意识逐渐提高，但大多数人认为骨质疏松是老年女性的事，其实老年男性也会发生骨质疏松。据 2018 年我国骨质疏松症流行病学的调查显示，在 65 岁以上的老年男性中，骨质疏松的患病率为 10.7%。

目前认为，性激素缺乏是男性发生骨质疏松的最主要原因。睾酮是老年男性体内最主要的雄激素，它可以刺激成骨细胞增殖，促进骨形成，并可提高肾脏 1α 羟化酶的活性，使 1，25- 双羟维生素 D 合成增加，促进肠道钙吸收。国外的一项针对 2447 名老年男性的调查显示，睾酮缺乏患者的骨质丢失更快，骨质疏松患病率更高。

三　吸烟是男性患骨质疏松的重要诱因

老年男性之所以患骨质疏松，除了与其性激素缺乏有关外，吸烟等不良生活方式也是重要诱因。据倪先生的女儿说，倪先生从年轻时就开始吸烟，每天抽 2 包，从未中断，尽管已多次劝他戒烟，但倪先生总是不听。

烟草中的烟碱可抑制体内性激素的合成，并促进其分解，从而降低血液中性激素的含量，进而增强破骨细胞的活性，加快骨质丢失；烟草中的尼古丁、氰化物等毒性成分，会抑制肠道对钙的吸收，并干扰成骨细胞功能，诱发骨质疏松。

当我指着骨折的椎体，建议倪先生戒烟时，倪先生只是对我笑了笑。看来，治疗骨质疏松容易，但想要改变患者的不良方式难啊！

病例五
喜欢吃肉的你，是否会想到骨质疏松就要来临

俗话说，幸福都是相似的，而不幸却各有不同。骨质疏松也是如此，每一个骨质疏松症患者都有一个心酸的故事。

一　喜欢吃肉惹的祸

张先生从小就喜欢吃肉，特别是在 30 岁以后。红肉是他的最爱，比如羊肉、牛排，但是蔬菜水果吃得很少。

40 岁开始，张先生反复出现第一跖趾关节、踝和膝等关节红肿疼痛，到当地乡镇卫生院就诊，诊断为痛风，吃过一段时间的中药，无效后改服别嘌醇片（抑制尿酸生成的药物），痛得厉害时，就服用秋水仙碱、双氯芬酸等药物。

50 岁后，在肘关节伸侧、手指关节、膝、踝和足背等处逐渐出现痛风石，其中右足背的痛风石还破溃过。

七年前，张先生因痛风再次发作，去当地市人民医院就诊，B超检查显示双肾缩小，血生化检查示肌酐增高，诊断为慢性尿酸盐肾病。

二　爱吃肉为何会诱发骨质疏松

3周前，70岁的张先生在不慎跌倒后出现右侧髋部骨折。按照中国《原发性骨质疏松症诊疗指南（2022）》的标准，老年人一旦发生髋部或椎体脆性骨折，即可诊断为骨质疏松症。张先生患有骨质疏松，与其长期大量食用肉类密切相关。

蛋白质是骨骼有机质合成的重要原料，长期低蛋白饮食，会导致骨基质合成不足，对骨骼健康不利。但是，长期高蛋白饮食会促进尿钙的排泄，诱发骨质疏松。这是因为在蛋白质的代谢过程中会产生一些酸性物质（如磷酸和硫酸），这些酸性物质与钙等离子结合后从肾脏排泄，从而造成骨质流失。

长期高尿酸血症也是张先生患骨质疏松的原因。当血尿酸超过420μmol/L，尿酸盐晶体就会析出并沉结于肾小管，诱发肾功能不全，进而出现矿物质和骨代谢异常，导致骨质疏松。

三 张先生的治疗策略

首先，张先生要坚持平衡膳食，少吃肉类食物，蛋白质摄入量是每日每千克体重 0.8～1.0 克；要多吃新鲜的蔬菜和水果，蔬菜水果可为机体补充大量的碱性物质和维生素。

其次，张先生要积极控制高尿酸血症。张先生除了要多喝水，还要在医生指导下服用抑制尿酸生成或促进尿酸排泄的药物，把尿酸控制在 300μmol/L 以下。

最后，要积极抗骨质疏松治疗。张先生的肌酐清除率较低（28.32ml/min），故可选择对肾功能无不良影响的 RANKL 抑制剂（地舒单抗）。需要说明的是，目前地舒单抗的医保适应证是绝经后骨质疏松症患者，因而中老年男性需要自费使用该药物。

病例六
53 岁的她，究竟是怎样把自己的骨骼"整"成七十多岁的

53 岁的李女士，头发稀疏、体形消瘦，其身高 1.54 米，但体重只有 40 千克，体重指数仅为 $16.87kg/m^2$。

一 骨密度下降到 70 多岁水平

李女士骨密度测量显示骨质疏松（腰椎骨密度 T 值为 −3.1），到了 70 多岁女性的骨密度水平。

李女士血清骨代谢标志物检测显示骨质丢失较快（I 型胶原交联羧基末端肽为 526pg/ml），且伴有维生素 D 缺乏（血清 25 羟基维生素 D 为 17.38ng/ml）。

血生化检查显示高脂血症、白蛋白偏低，其中总胆固醇为 7.41mmol/L（参考值范围 3.11 ~ 5.96mmol/L），白蛋白 38.2g/L（参考值范围 40.0 ~ 55.0g/L）。

李女士无糖尿病、慢性阻塞性肺疾病、甲状腺功能亢进症、类风湿关节炎和恶性肿瘤等病史，也无慢性肝病和肺结核病史，无卵巢切除史，无长期糖皮质激素使

用史；无烟酒嗜好，也不喝咖啡，育有 1 子 1 女，但其绝经较早（43 岁）。

二　绝经早又消瘦，骨质疏松没得跑

李女士患骨质疏松主要与其早绝经有关。女性进入绝经期后，体内雌激素迅速下降，破骨细胞活性增加，骨质丢失加快，就容易诱发骨质疏松。李女士 43 岁绝经，又未及时接受绝经激素治疗等措施，就容易发生骨质疏松了。

李女士患骨质疏松还与其过分消瘦有一定的关系。这是因为体重对人体骨骼系统是一种机械负荷，骨骼负重可变成机械应力，刺激成骨细胞，从而促进骨形成，增加骨密度，因而形体消瘦（体重指数 < $19kg/m^2$）的人，就容易患骨质疏松。

那么，李女士为何会早绝经？为何如此消瘦呢？

原来李女士 40 岁时想减肥，每天早餐只吃一个苹果，坚持了近半年，结果人是瘦了，但出现了严重脱发、月经不调等症状。虽然后来恢复了正常饮食，但体重一直未见增加，脱发也无好转，并在 3 年后绝经。

原来是盲目节食减肥诱发了卵巢功能提早衰退，进而诱发骨质疏松啊！

三　药物饮食齐上阵，也只能缓解病情

目前，李女士的治疗主要包括药物治疗和生活指导。

药物治疗主要是在服用钙片和维生素 D 的基础上，使用抗骨质疏松药物；李女士血清胆固醇增高，还需服用调脂药物。

生活上，建议李女士适当增加摄入优质蛋白质（如鱼、蛋、牛奶），少食用肥肉、动物内脏等高胆固醇食物，并坚持参加室外活动，但一定要注意避免跌倒。

经上述措施，李女士的骨密度肯定会有所回升、骨折风险也会下降，但其骨密度不可能完全恢复正常。

如果她不盲目节食减肥，现在可能尚未绝经，骨密度可能还是正常的。但是人生没有如果！

各位正在或准备节食的女士们，一定要引以为戒啊！

病例七
绝经四年就发现骨质疏松，但其原因你可能想不到

门诊来了一位 58 岁（54 岁绝经）的王女士。

"你有没有感到什么地方特别痛？"我问。

"没有，但我总感到整个腰背部、两侧肋部和肩部酸痛，特别是走路时间长了更痛，浑身不舒服……"

"你这种疼痛就属于典型的骨质疏松性疼痛，做个骨密度测量就可明确诊断。"我说。

"听说有一种每年打 1 针的药，我能用吗？"王女士问。

"这要抽血检查后才能决定。"我说。

一　并非每位女性都会在绝经后 5 年内出现骨质疏松

与预料的一样，经骨密度测量，王女士存在骨质疏松（其中腰椎骨密度 T 值为 −2.5）。

王女士 54 岁绝经，应该说是正常的，但她绝经后 4 年就发现骨质疏松，却是为何？

询问病史后发现，王女士 20 多岁时出现支气管哮喘，长期使用激素类平喘药物，最近 2 年使用的是布地奈德福莫特罗吸入粉雾剂（Ⅱ），病情严重时，也使用过甲强龙（即注射用甲泼尼龙琥珀酸钠）等药物。

可能有人会说，使用平喘类吸入剂时，吸入激素的剂量很小，但是糖皮质激素对骨骼没有安全剂量。国外早有研究表明，即使每天给予 800 微克、持续 6 年的激素吸入治疗，也会导致患者骨量丢失。

由此可见，王女士之所以在绝经后 4 年就发现患有骨质疏松，固然有绝经后雌激素下降的因素，但主要诱因是王女士在近 30 年使用激素平喘治疗过程中，不注意骨质疏松的预防所致。

二　并非每位骨质疏松症患者都需要接受唑来膦酸治疗

双膦酸盐类药物是目前治疗绝经后骨质疏松和糖皮质激素性骨质疏松的常用药物，其中又以唑来膦酸（5 毫克，每年静脉滴注 1 次）和阿仑膦酸钠（70 毫克，每周服用 1 次）最为常用。

王女士是否需要接受唑来膦酸治疗，要看她的血清骨转换标志物水平。经检测，王女士血清 I 型胶原交联羧基末端肽（CTX）水平较低（205.6pg/ml）。血清CTX是反映骨质丢失快慢的重要指标，一般来说，如果绝经后女性血清CTX超过300pg/ml，可以使用双膦酸盐类药物，而且CTX越高，用药后骨密度增高越快，疼痛缓解越明显。

患者从未使用过双膦酸盐类药物，且其血清CTX水平较低，提示患者近期骨质丢失不快，即使使用唑来膦酸，其疼痛症状也不会明显缓解。同样道理，其他抗骨吸收药物（如RANKL抑制剂），对该患者的治疗价值也不大。

三　并非一定要椎体骨折后才使用促成骨药物

如果王女士没有明显腰背疼痛，那么只需平衡膳食、多喝牛奶、坚持锻炼、服用钙片和维生素D即可。但王女士有明显腰背疼痛，又有骨质疏松，此时就需要选择促成骨药物特立帕肽。

特立帕肽是目前促骨形成的代表性药物，它能重建已丢失的松质骨，刺激皮质骨及骨小梁生长，明显增加骨量，从而降低新发骨折的风险，适合像王女士这样的绝经后骨质疏松症患者。

但从国内特立帕肽的使用情况来看，多是患者出现椎体骨折后，医生才想到使用，其实特立帕肽需要尽早使用。国外有研究表明，年龄越轻的绝经后骨质疏松症患者，接受特立帕肽治疗后，其腰椎、髋部骨密度的增加越快。

病例八
半年时间骨密度 T 值从 −2.3 下降到 −3.1！"我究竟得了什么病？"

骨质疏松门诊来了一个 52 岁的形体消瘦、愁容满面的寿女士。

寿女士一年前自然绝经，半年前曾来本院就诊，当时双能 X 线吸收法（DXA）骨密度检查显示腰椎骨密度 T 值为 −2.3，接近骨质疏松的诊断标准（T 值 ≤ −2.5），但未引起她的重视，也没有接受治疗。

近日她在当地县中医院体检时，也做了一次 DXA 骨密度检查，腰椎骨密度 T 值为 −3.1。医生说半年内骨密度 T 值下降 0.8，肯定患有某种可引起骨质快速丢失的疾病，得赶紧去上级医院检查一下！

一 骨密度"迅速下降"的原因

对比半年前后的两张骨密度报告，发现寿女士骨密度 T 值"迅速下降"的原因，其实是由于骨密度检测的机器不一致所致。

寿女士半年前在我院检查的 DXA 骨密度仪是美国 GE-Lunar 公司生产的，参考人群是中国 20 ~ 40 岁的女性。而寿女士近日在当地县中医院检查的 DXA 骨密度仪是美国 Hologic 公司生产的，参考人群是白人女性。可见，寿女士这两次骨密度的检查结果，由于 DXA 骨密度仪（包括参考人群）的不同而没有可比性。

再用我院的 DXA 骨密度仪检测，寿女士腰椎骨密度的 T 值是 −2.4，骨密度值为 $0.828g/cm^2$，比 6 个月前（$0.842g/cm^2$）下降 1.7%，下降速度与大多数绝经后女性相仿。

二　骨量低下的主要原因

绝经后女性的骨质丢失是一个渐进的过程，其何时发展成为骨质疏松，除了与其绝经后骨质丢失的速度有关外，还与其年轻时的峰值骨量密切有关。

询问病史后发现，寿女士母亲在她出生后 2 个月时就需要长期出差，只好提早给她断奶。由于吃母乳时间太短，寿女士从小体型瘦小，成年后体重从未超过 42 公斤。年轻时曾多次测过骨密度，都比同龄女性低。

三　目前的处理策略

　　寿女士血生化检测显示血钙 2.75mmol/L（参考值范围 2.11 ~ 2.52mmol/L），血清骨代谢标志物显示 I 型胶原交联羧基末端肽为 898.3pg/ml，提示其破骨细胞活性较强、骨质丢失较快。故予唑来膦酸（5 毫克）静脉滴注，并嘱患者放松心情、加强营养、适当锻炼，一年后再来本院复查骨密度和骨代谢标志物。

　　再次提醒，通过 DXA 骨密度检查来比较，需要到同一家单位、同一台骨密度测量仪上检测。这是因为如未进行横向质量控制，即使是同一品牌的骨密度测量仪，测量的骨密度也是不同的。

病例九
绝经后少做两件事，她的身高"缩水"超过 10 厘米

骨质疏松门诊来了一个 77 岁的张奶奶，只见她整个人蜷缩在轮椅里，下颌已经贴到腹部。

家人说她近年来驼背逐渐加重，吃得越来越少，还经常出现呕吐，人也越来越瘦。另外，张奶奶稍走几步就出现腰痛、气急，只好整天躺在床上。

3 周前，张奶奶在无明显诱因情况下出现腰部剧痛，伴下腹部皮肤环状疼痛。当地医院诊断为"急腹症"，但经相应处理无效后，来本院就诊。

门诊测量身高，1.45 米。张奶奶喊出声来："近年来我是感到越来越矮，但没有想到会矮十多厘米啊！"

腰椎磁共振显示："腰 2 椎体新鲜压缩性骨折，腰1、腰 5 椎体陈旧性压缩性骨折，胸 5、6、7、8、10、11 椎体压缩性改变"。

张奶奶身高之所以出现严重"缩水"，是因为她"少"做了两件事。

一　"少"在绝经后没有开始预防

张奶奶 46 岁绝经，但在绝经后没有采取措施预防骨质疏松。女性之所以在绝经后就要主动预防骨质疏松，是因为绝经后雌激素水平低下，骨质丢失明显加快，每年约可丢失全部骨质的 1%～2%。

要预防绝经后骨质疏松，首先要保持良好的生活方式，如平衡膳食、充足日照、规律运动等；其次要服用钙片和维生素 D，一般来说绝经后女性每天应补充钙 1000 毫克、维生素 D400IU；最后，要在医生的指导下，接受绝经激素治疗或服用双膦酸盐类等抗骨吸收药物。

二　"少"在骨折后没有积极治疗

椎体骨折后，相邻椎体的骨折风险明显增加。张奶奶在 20 年前下楼时不慎滑倒，出现椎体骨折，但没有及时接受抗骨质疏松治疗，从而导致其骨质持续丢失。

张奶奶门诊经骨密度检查显示骨质疏松（腰椎 3-4 的 T 值为 –5.2）。如果张奶奶在绝经后就开始预防，或者在骨折后积极治疗，那么她的骨密度就不会降得这么低，也不会出现多发性胸腰椎骨折了。

三　综合治疗可延缓身高下降

第一，进行椎体成形术。由于张奶奶腰痛明显，且经保守治疗效果不佳，故在局麻下进行了椎体成形术，以恢复被压缩的第2腰椎，达到迅速缓解疼痛的目的。

第二，接受成骨治疗。特立帕肽是目前促骨形成的代表性药物，它能重建已丢失的松质骨，刺激皮质骨及骨小梁生长，明显增加骨量，并促进骨折愈合，特别适合像张奶奶这样伴有椎体骨折的绝经后骨质疏松症患者使用。

第三，改善生活方式。首先要注意加强营养，多食用优质蛋白质，如牛奶、鸡蛋和鱼类；其次，要坚持散步，但散步时需要有人搀扶或依靠助行器，并注意提防跌倒。

但上述措施，只能降低椎体骨折风险，延缓身高下降，因此，骨质疏松贵在早防早治。

病例十
骨折不会因为你是"陪护"而网开一面

门诊来了一个曾在我科做过陪护的张阿姨。张阿姨一坐下就说:"要是早一点接受治疗,也许这次就不会受这么多痛苦了!"

原来,两年前张阿姨在我科做陪护时,曾接受过骨密度检查,当时已是骨质疏松(腰椎骨密度的 T 值为 −2.7),但是张阿姨因怕花钱而拒绝治疗。

一个月前,张阿姨在外院护理一位患者时,突感腰部剧痛,实在无法工作,只能辞职回家,由女儿日夜照顾。谁知静养一月余,腰痛仍未见缓解,只好去当地医院检查,磁共振检查显示第 2 腰椎压缩性骨折,予椎体成形术(俗称"打骨水泥")。张阿姨术后虽然疼痛明显缓解,但仍感腰部酸胀不适。

一 陪护们更容易发生骨折

目前,病房里的陪护,大多是来自农村的绝经后女性。绝经后由于体内雌激素水平低下，骨质丢失加快，加上陪护们大多省吃俭用、作息不规律，因而陪护更加容易罹患骨质疏松。但由于陪护多为外地人员，其门诊配药和检查常需自费，加上骨质疏松无明显疼痛等症状，因而当发现自己患有骨质疏松时，常常不会下决心去治疗。

但是陪护容易发生骨折，这是因为陪护常需抬重物（如床铺等）、搬患者。张阿姨这次腰椎骨折，就是因为在把坐在轮椅上的患者抱到床上时，腰部用力过大所致。

二　骨折的预防费用远少于治疗费用

患者骨折后不仅会出现疼痛和功能障碍，而且骨折后的医疗和护理，需要大量的人力、物力和财力，从而给家庭和社会带来沉重的负担。据预测，我国 2035 年和 2050 年主要用于骨质疏松性骨折（椎体、髋部和腕部骨折）的医疗费用，分别高达 1320 亿元和 1630 亿元。

但骨质疏松性骨折是完全可以预防的，且预防费用远少于治疗费用。以一年静脉滴注 1 次唑来膦酸（5 毫克）为例，2022 年底，进口的唑来膦酸已调价到每瓶 2450 元，国产的唑来膦酸已调价到 436 元，而一次椎体成形术的住院总费用在 3 万左右。临床研究表明，绝经后骨质疏松症患者在连续使用唑来膦酸 3 年后，其椎体骨折风险下降 77%、髋部骨折风险下降 41%。

三 椎体骨折后是保守治疗还是"打骨水泥"

并非每位椎体骨折患者都需要接受椎体成形术。一般来说，对于椎体压缩程度较轻、疼痛不剧烈，或不愿意、不适宜接受椎体成形术的患者，可选择保守治疗，但要注意卧床制动，并给予镇痛药物。长期卧床的椎体骨折患者，应注意预防压疮、肺部感染和下肢静脉血栓形成。

但对于疼痛剧烈难以忍受、不适宜长期卧床、保守治疗效果不理想的患者应尽早接受椎体成形术。而对于椎体压缩程度过大、椎体后缘破坏伴明显脊髓压迫症状、严重心肺功能衰竭、出血性疾病者，则不适宜接受该类手术。

需要指出的是，长期卧床制动，会加速骨丢失，加重骨质疏松，而椎体成形术也仅仅是部分恢复了被压缩的椎体，并不等于治愈了骨质疏松，因此椎体骨折患者，无论是选择保守治疗还是选择"打骨水泥"，都应该及时到骨质疏松科就诊，接受规范的治疗。

病例十一
她为何特别怕冷、反复骨折

虽然在中医中没有"骨气"这个术语，但是如果你听了七旬袁女士的诉说，你就会相信人是要有"骨气"的。人若无"骨气"，不仅会出现怕冷、腰背疼痛，而且容易发生骨折。

一 没有"骨气"的表现

1. **特别怕冷** 袁女士说她从小特别怕冷，年轻时就要比同龄女性多穿一件衣衫，绝经后就更加明显。如在冬春季节夜间睡眠时，即使上身穿棉毛衫、羊绒衫，下身穿棉毛裤、保暖裤、厚袜子，袁女士还感到全身发冷、腰背疼痛，须放个热水袋，才能入睡。

2. **反复骨折** 袁女士 47 岁洗澡时滑倒，左侧肋骨骨折；50 岁时在厨房滑倒，右侧肋骨骨折；55 岁洗澡时又滑倒，右侧髋部骨裂，卧床静养 3 个月后才勉强下床走路；两年前被马路上的"减速条"绊倒，出现骨盆和第 11 胸椎骨折，平卧静养 4 个多月后才下床……

3. **关节疼痛**　除了一直怕冷和反复骨折外，袁女士还患有严重的双膝关节炎。10 年前因为左膝疼痛、活动障碍，已在外院接受左侧全膝关节置换术。近期右膝疼痛也逐渐加重，骨科医生已建议其右侧全膝关节置换。

二　没有"骨气"的原因

1. **先天不足后天失养**　这是袁女士没有"骨气"的原因之一。袁女士说她是一个早产儿，母乳吃得又少，加上年幼时家里经济条件较差，营养一直没跟上，体质比同龄人弱。

2. **没有提早进行预防**　袁女士进入围绝经期后，没有预防骨质疏松，也是她没有"骨气"的原因。女性在进入围绝经期后，随着体内雌激素水平迅速下降，破骨细胞活性迅速增强，骨质出现快速丢失，因此需要及时干预。

3. **没有及时接受治疗**　袁女士反复骨折后没有及时进行抗骨质疏松治疗，也是她没有"骨气"的原因。骨质疏松是一种骨强度下降、骨折风险增高的全身性骨病，一旦发生骨折，就应警惕罹患骨质疏松的可能，需及时去医院接受相应的检查和治疗。

三 如何给她补"骨气"

袁女士骨密度检查显示骨质疏松（腰椎骨密度 T 值为 –4.0），加上她已发生多次脆性骨折，故诊断为严重骨质疏松。

但袁女士血清骨代谢标志物检查显示其骨质丢失较慢（其中 I 型胶原交联羧基端肽为 146.2pg/ml），故不适宜选择双膦酸盐类、RANKL 抑制剂等抗骨吸收药物，而应选择特立帕肽成骨治疗。

从中医的角度来看，袁女士属于脾肾阳虚型骨质疏松，宜补肾健脾、壮骨强肌，方用六味地黄汤合四君子汤加减，或用骨疏康颗粒、金天格胶囊等中成药。

袁女士在服用中药的基础上联合特立帕肽皮下注射，4 周后就明显感到腰痛缓解，也不像以前那样怕冷了。相信随着治疗时间的延长，袁女士一定会越来越有"骨气"！

病例十二
椎体融合术后，不能忽视抗骨质疏松治疗

宣女士今年 70 岁，尽管患有冠心病、2 型糖尿病和高血压等病史，但近十多年来真正让她痛不欲生、以泪洗面的是她糟糕的腰椎。

一 痛苦的晚年生活

13 年前，宣女士因"腰椎滑脱"导致"腰椎管狭窄"，出现腰腿疼痛、双脚麻木、行走困难，在外院接受椎弓根螺钉内固定＋椎体间融合术，即用椎弓根螺钉把第 12 胸椎和第 1～3 腰椎共 4 个脊椎固定在一起，一共打了 8 个螺钉。

11 年前，在劳作时，她突然出现腰痛，不仅无法行走，而且连坐着吃饭都困难。外院检查发现内固定松脱，再行椎弓根螺钉内固定术（将第 12 胸椎、第 1～5 腰椎和第 1 骶椎固定在一起），这次一共打了 14 个螺钉。

1年前，因腰部疼痛、难以行走，复查发现第5腰椎和第1骶椎内固定松脱，先拆除腰5和骶1内固定，再行椎弓根螺钉内固定＋椎体间（腰5/骶1）融合术。

2个月前，患者腰部疼痛加重，伴腰背乏力、下坠感，别说是正常行走了，就是在轮椅上坐1~2分钟都不行，只好整日躺在床上。

二　椎体融合术后应注意抗骨质疏松治疗

研究表明，老年女性常见脊柱疾病，如退变性腰椎滑脱、腰椎管狭窄、退变性脊柱侧弯等，常合并骨质疏松，在接受椎体融合术后容易发生内固定松脱。这是因为，椎弓根螺钉的抗拔出力与骨密度密切相关，骨质疏松椎体的螺钉抗拔出力仅为骨量正常椎体的30%~50%。

椎体融合是治疗腰椎滑脱等椎体退行性疾病的常见手术方式，但是椎体融合术后不能忽视抗骨质疏松治疗。大量临床研究表明，在椎体融合术后及时接受抗骨质疏松治疗，不仅对椎体融合无不利作用，而且能明显减少内固定松脱和椎体压缩性骨折，从而缓解骨痛症状，改善生活质量。

三　目前的检查和治疗

宣女士住院后，血清骨代谢标志物检查显示Ⅰ型胶原交联羧基末端肽水平很高（1157.0pg/ml），提示患者破骨细胞活性很强，骨质正在快速丢失。

因此，宣女士在补充钙和维生素 D 的基础上，静脉滴注抗骨吸收药物唑来膦酸（5 毫克），并辅以针灸、理疗等康复治疗措施。

3 个月后，宣女士回院复查，说腰部疼痛明显缓解，不仅可以坐在椅子上一两个小时，而且可以正常行走了。

病例十三
双膝疼痛——截瘫患者骨质快速丢失的"哨声"

许师傅，37岁，6个月前在家盖房时，不慎从二楼坠落，当时即感腰背剧痛，双下肢不能活动。CT检查显示"胸12椎体爆裂性骨折，椎管占位狭窄，脊髓受压"，经"胸12椎体次全切除＋人工椎体植骨融合"术后，转康复医学科康复治疗。

经针灸、电疗、气压和肢体功能训练等综合康复治疗5月余，患者可以在助步器辅助下站立，但仍然不能自主行走。

约在4个月前，许师傅开始感到双膝疼痛并逐渐加重，CT检查显示两侧股骨远端、胫腓骨近端和髌骨多发囊性低密度灶，诊断为双膝关节骨质疏松。

一 骨质正在快速丢失

要了解许师傅目前的骨密度情况和骨质丢失快慢，还需做双能X线吸收法骨密度测量和血清骨代谢标志物。

　　许师傅的骨密度检查显示腰椎和全髋部骨密度的 Z
值均为 −1.2；血清骨代谢标志物检测显示 I 型胶原交
联羧基末端肽明显增高（1691pg/ml），提示许师傅的
骨质正在快速丢失。另外，许师傅存在维生素 D 缺乏
（19.98ng/ml）。

　　许师傅之所以感到双膝疼痛加重，主要是因为两侧
股骨远端、胫腓骨近段和髌骨的骨质正在快速丢失。

二　骨质为何快速丢失

　　脊髓损伤后出现骨质丢失，属于废用性骨质疏松的
范畴。

　　机体所受机械应力迅速减少是导致许师傅骨质快速
丢失的主要原因。许师傅脊髓损伤后，一直无法自主行
走，全身骨骼缺乏负重，肌肉收缩减少、肌肉萎缩，导
致破骨细胞活性增强，骨质快速丢失。有研究表明，卧
床和制动时间是骨密度下降的独立预测因子，若健康男
性卧床 90 天，其股骨远端、胫骨近端和髌骨的骨量分
别下降 1%、2%、3%。

　　许师傅骨质快速丢失，还与神经损伤和体内激素改
变有关。胸 12 脊髓损伤后，下肢骨骼丧失了中枢神经

的支配，骨质丢失加快。另外，脊髓损伤不仅可抑制下丘脑 - 垂体 - 性腺轴，使性腺激素分泌减少，而且可导致全身炎症反应介质和细胞因子的异常变化，从而增强破骨细胞活性，加快骨质流失。

当然，许师傅脊髓损伤后出现骨质快速丢失，还与其受伤后应用糖皮质激素等药物、室外活动减少导致维生素 D 缺乏等因素有关。

三　如何阻止骨质的继续丢失

脊髓损伤后骨质持续丢失，不仅容易出现骨痛，而且会诱发病理性骨折和骨畸形，因此应尽早监测骨密度和血清骨转换标志物，其中骨转换标志物的变化早于骨密度的变化。

尽管许师傅的骨密度还未达到"低骨量"的诊断标准（小于 50 岁的男性骨密度诊断采用 Z 值，如 Z 值 ≤ -2.0，诊断为低骨量），但其骨质正在快速丢失，且其诱因（截瘫）无法在短期内消除，故应及早使用抗骨吸收药物。

双膦酸盐类药物是目前防治废用性骨质疏松的常用药物。国外一项对急性脊髓损伤患者的随机、安慰剂对照研究发现，每周口服 70 毫克阿仑膦酸钠片 12 个月后，治疗组患者髋部骨密度比安慰剂组高 17.6%，血清 I 型胶原交联羧基末端肽水平明显下降。

因此，许师傅可以选择服用阿仑膦酸钠片（70 毫克，每周 1 次），并继续接受康复训练和物理治疗。

病例十四
抗风湿和抗骨松，两手都要抓、两手都要硬

67 岁的袁女士患"类风湿关节炎（RA）"病史 20 余年了，间断服用"雷公藤多苷片"。另有"间质性肺炎"病史，但无恶性肿瘤病史。

两年前袁女士出现双手近端多个关节肿胀、疼痛和僵硬，并逐渐加重。另诉身高比年轻时矮了六厘米，而且不能久立。

一 RA 虽无法根治但要达标

RA 被称为"不死的癌症"，它不仅可以诱发关节炎，而且容易出现肺、心脏、肾脏、血液等组织和器官病变，严重影响患者的生活质量，增加致残率和致死率。

近年来，尽管袁女士辗转于多家医院就诊，但由于服药不规律，加上拒绝使用糖皮质激素、生物制剂（如肿瘤坏死因子 -α 拮抗剂等）、靶向合成药物，其病情控

制尚未达标。

近期袁女士抽血检查，其类风湿因子为 313IU/ml（参考值范围 < 20IU/ml）、血沉 117mm/h（< 21mm/h）、超敏 C 反应蛋白 85.3ml/L（< 8ml/L）。

RA 虽然无法根治，但可以通过达标治疗来有效缓解关节肿痛和控制病情进展。因此，袁女士要听从医生的指导，接受长期规范的抗风湿治疗。

二　RA 患者骨质疏松风险翻倍

袁女士身高明显缩短、不能久立，与其患骨质疏松有关。一年半前，她曾来本院接受骨密度检查，当时腰椎骨密度 T 值为 −3.8，诊断为骨质疏松。

袁女士患骨质疏松，除了与其绝经后雌激素水平低下导致骨质丢失外，还与其患有 RA 有关。RA 是一种慢性全身性的自身免疫病，其基本病理表现为滑膜炎、血管翳形成，并逐渐出现关节软骨和骨破坏。多项调查结果显示，RA 患者骨质疏松的患病率是无 RA 患者的 2 倍，而且骨折风险明显增高。

RA 患者之所以易患骨质疏松，除了与其使用糖皮质激素等药物有关外，主要是因为 RA 患者体内白细胞介素 -6、肿瘤坏死因子 -α 等细胞炎症因子水平明显增

高，而这些炎症因子不仅会抑制关节软骨的修复，诱发
关节畸形和功能丧失，而且会增强破骨细胞的活性，加
快骨质丢失。

三　RA 诱发的骨质疏松可防可治

RA 患者一旦确诊，就应开始预防骨质疏松。定期
检查骨密度和血清骨代谢标志物，有助于了解 RA 患者
骨质丢失速度的快慢，指导抗骨质疏松药物的应用。

在 RA 早期，骨密度下降常不明显，但其血清骨转
换标志物水平已明显增高，此时就应使用双膦酸盐类等
抗骨吸收药物，并注意补充钙和维生素 D。

袁女士测血清骨代谢标志物显示骨质丢失速度较快
（其中 I 型胶原交联羧基末端肽为 707.5pg/ml），故予服
用阿仑膦酸钠片（70 毫克，每周 1 次），并嘱其每 3 ~ 6
月复查 1 次血清骨代谢标志物，以便根据血清 CTX 水
平，来调整服用阿仑膦酸钠片的持续时间。

病例十五

大爷全身疼痛，半个月瘦了十斤！"难道是我得了癌症？"

七十岁的王大爷诉 2 周前开始出现背部、双肩和肋骨疼痛，并感疲劳乏力，好像肩上压了一块大铁板，连梳头都感到困难。另外，大便次数增多，2 周内体重下降了 5 千克。

"难道是我得了癌症？"王大爷一脸疑惑。

一 原来是甲状腺功能亢进惹的祸

患者血清甲状腺功能检测显示游离三碘甲状腺原氨酸（14.63ng/L）、游离甲状腺素（30.80ng/L）均明显升高，而促甲状腺激素为 0，甲状腺 B 超显示甲状腺回声改变，故诊断为甲状腺功能亢进（简称"甲亢"）。

患者血清骨代谢标志物检测显示血清 I 型胶原交联羧基末端肽明显增高（1271pg/ml），提示患者骨质正在快速丢失。

甲亢诱发骨质丢失的机制，与以下因素有关：①甲状腺素与破骨细胞内的受体结合后，增强破骨细胞活性，使骨吸收加快；②甲状腺素增高可促进蛋白质分解，使骨基质减少，骨矿化不足；③甲亢患者因为肠蠕动加快（常伴有腹泻）而导致营养吸收不良，从而加快骨质丢失。

二　骨质快速丢失可诱发疼痛

患者骨密度检查显示骨量减少（左侧股骨颈骨密度 T 值为 -1.3），由此可见，并非一定要发展到骨质疏松才会出现疼痛，骨质快速丢失时也可出现疼痛。骨质快速丢失时出现疼痛，与破骨细胞产生大量肿瘤坏死因子 α、白细胞介素 -6 等炎症因子有关。

有些人可能会问，该患者血清 CTX 为 1271pg/ml（参考值范围 < 704pg/ml），似乎高得不多。事实上，老年男性血清 CTX 水平最好在参考值范围上限的一半（350pg/ml）以下，其数值越高，代表骨质丢失速度越快。如超过参考值范围上限的一倍半（1056pg/ml），就应注意排除继发性病因，而本例患者就是由于甲亢诱发骨质快速丢失所致。

三　规范的抗甲亢治疗至关重要

目前，常用的抗甲亢药物有硫脲类药物丙硫氧嘧啶、咪唑类药物甲巯咪唑（他巴唑）和卡比马唑（甲亢平）。一般来说，接受规范的抗甲亢治疗 2～3 周后，患者的不适症状就可缓解，但甲亢疗程一般在两年以上，因此患者一定要在医生指导下坚持用药，切不可擅自停药，如甲亢长期未被控制，不仅可诱发骨质疏松，而且可诱发甲亢性肌病，出现上楼、梳头等动作困难。

一般来说，在有效控制甲亢患者的病情后，其骨质丢失速度就会减慢，但已丢失的骨质不完全可逆，因此要重视甲亢性骨质疏松的防治。老年甲亢患者应常规接受骨密度和骨代谢标志物检查，对骨质丢失较快的患者，应及时接受抗骨吸收药物治疗。

病例十六
泼尼松和戈舍瑞林都来了，骨质疏松还会远吗

近日，一位七旬前列腺癌患者张先生来电话，说困扰他 3 个多月的全身疼痛症状明显缓解了。这是怎么一回事呢？

一 起病和就医经过

约在一年半前，张先生在干农活后出现腰腿疼痛，并逐渐加重，后来竟发展到双腿不能伸直、难以行走。他先到当地一家中医骨伤医院就诊，接受推拿和中药治疗 3 个多月，但上述症状却逐渐加重。

张先生只好到当地市人民医院就诊，磁共振检查显示腰骶椎及其附件、双侧髂骨多发骨质异常，椎体及部分棘突周围软组织肿块形成，第 3 腰椎水平软组织影伴椎管狭窄，肿瘤转移可能性大。

查肿瘤标志物显示总前列腺特异性抗原 815ng/ml（参考值范围 0 ~ 4ng/ml），游离前列腺特异性抗原

> 360ng/ml（参考值范围 0～2.5ng/ml），其他肿瘤标志物（包括癌胚抗原、甲胎蛋白等）均正常，考虑前列腺癌伴多发骨转移。

张先生在当地市人民医院接受腰椎椎管内肿物切除 + 椎弓根螺钉内固定术，术后病理切片显示肿瘤（以腺泡为主）。经肿瘤个体化基因检测后，予皮下注射醋酸戈舍瑞林缓释植入剂、口服醋酸阿比特龙片 + 泼尼松片治疗。

二　出现全身疼痛的原因

张先生术后腰腿疼痛明显缓解，可以正常行走。但在接受上述药物治疗 9 个月后，逐渐出现全身骨骼疼痛，并逐渐加重。当地市人民医院复查总前列腺特异性抗原 0.28ng/ml，游离前列腺特异性抗原 0.13ng/ml。医生说前列腺特异性抗原水平控制在理想水平，可到上一级医院检查全身疼痛的原因。

双能 X 线吸收法骨密度测量显示骨质疏松（左侧股骨颈骨密度 T 值为 -2.6），血清骨代谢标志物显示 I 型胶原交联羧基末端肽为 1028pg/ml，提示张先生的骨质正在快速丢失，而骨质快速丢失，可以诱发全身疼痛。

张先生骨质出现快速丢失，与其术后接受的药物治疗有关。戈舍瑞林是一种促黄体生成素释放激素类似物，是前列腺癌内分泌治疗的常用药物，它可抑制男性雄激素（睾酮）的生成，有助于抑制前列腺癌生长。醋酸阿比特龙是一种细胞色素氧化酶选择性可逆强效抑制药，是通过抑制雄激素的合成而达到治疗前列腺癌的目的。

张先生在接受戈舍瑞林和醋酸阿比特龙治疗后，其体内雄激素的合成受到明显抑制，这是其出现骨质快速丢失的主要原因之一。另外，口服阿比特龙＋泼尼松片是目前治疗转移性前列腺癌的常用方案，但长期服用糖皮质激素泼尼松片，会导致骨质丢失加快，诱发骨质疏松。

三　下一阶段的治疗方案

张先生首先要继续接受前列腺癌的内分泌治疗，定期（每2～4个月）接受前列腺特异性抗原检测和影像学检查（包括胸腔、腹腔和盆腔CT扫描和骨扫描等），并综合临床症状、前列腺特异性抗原和影像学的变化，来决定下一步治疗方案。

其次，张先生要坚持抗骨质疏松治疗。3个月前，张先生在服用钙片和骨化三醇胶丸的基础上，接受唑来膦酸（5mg）治疗，目前全身疼痛症状已明显缓解。此后，可 12 个月复查骨代谢标志物，一旦骨转换标志物重新升高，即应再次使用唑来膦酸。

病例十七
双侧卵巢切除术后出现全身疼痛，是骨转移还是类风湿

四十多岁的蔡女士在三年前因卵巢癌行双侧卵巢切除术，术后接受过化疗。

约在一年前，蔡女士开始出现全身骨骼酸痛，并逐渐加重，近期发展到夜间翻身都被痛醒，且难以继续入睡。曾多次到当地检查疼痛的原因，有的说可能是骨转移，有的说可能是类风湿。

门诊骨密度检测显示骨质疏松，骨吸收标志物 I 型胶原交联羧基末端肽为 1560pg/ml（参考值范围 < 573pg/ml），考虑蔡女士全身骨骼疼痛是由于骨质疏松所致。

一　卵巢切除后为何容易发生骨质疏松

卵巢癌、宫颈癌、子宫内膜癌，是女性生殖道的三大恶性肿瘤。近年来，这三种恶性肿瘤的发病率逐年上升并呈年轻化趋势，尤其是卵巢癌，其死亡率居妇科恶性肿瘤之首。

对于上述恶性肿瘤，手术是最重要的治疗手段，术中常需切除双侧卵巢，导致雌激素迅速下降。雌激素下降后，其抑制骨吸收的作用也迅速减弱，导致破骨细胞活性增强，骨质丢失加快，骨密度下降。另外，术后辅助的化疗也会加快骨质的流失，诱发骨质疏松。

尽管卵巢切除后导致的人工绝经，与自然绝经在诱发女性骨质疏松的机制是一致的，但人工绝经后患者体内雌激素下降的幅度比自然绝经更大，因而骨质丢失也更快。国外有资料表明，人工绝经者每年骨密度下降的速度约是自然绝经的 2 倍。患者在骨质丢失初期常无明显症状，但随着骨微结构持续破坏，就会出现腰背部或全身疼痛，并容易在跌倒后发生骨折，从而严重影响其生活质量。

二　检测指标变化可有效预测骨松的发生

蔡女士在双侧卵巢切除后出现骨质疏松，固然与其卵巢切除后雌激素下降导致骨质快速丢失有关，但最主要的原因是忽视卵巢切除后骨质疏松的防治。当然，女性在卵巢切除后，其骨质丢失的快慢，还与其遗传因素、饮食习惯、年龄增加等因素有关。

要了解卵巢切除后人工绝经患者骨质丢失的快慢，

需定期检测骨密度和血清骨代谢标志物。骨密度一般选择双能 X 线吸收法（DXA）测量，每 6 ~ 12 个月复查 1 次；骨代谢标志物一般每 3 ~ 6 个月检测 1 次，临床上常首选骨吸收标志物 I 型胶原交联羧基末端肽来判断骨质丢失快慢，如 I 型胶原交联羧基末端肽快速升高，即使骨密度未见明显下降，也要及时接受治疗。

三　人工绝经后骨质疏松的防治

人工绝经后的女性，应十分重视其骨质疏松的预防，其基础措施包括加强营养、均衡膳食、充足光照、规律运动、避免过量饮用咖啡和碳酸饮料、补充钙和维生素 D。当然，人工绝经后患者仅仅通过上述基础措施是不够的，对骨转换标志物增高较快、骨密度下降明显的患者，一定要尽早接受抗骨质疏松治疗。

双膦酸盐类药物是人工绝经患者常用的抗骨质疏松药物。双膦酸盐与骨骼羟磷灰石的亲和力高，能够特异性地结合到骨吸收活跃的骨骼上，从而迅速抑制破骨细胞功能，延缓骨质丢失。目前，常用的双膦酸盐类药物主要有阿仑膦酸钠片和唑来膦酸注射液。当然，也可以选择 RANKL 抑制剂地舒单抗注射液。

对于非雌激素依赖的生殖道恶性肿瘤患者，在手术切除卵巢后，可在医生指导下接受雌激素替代治疗。另外，人工绝经患者还可接受物理治疗、中医中药等治疗手段。

×   ···

病例十八
乳腺癌术后，她为何出现潮热出汗、全身酸痛、坐立不安

骨质疏松门诊，常有乳腺癌患者来就诊，64 岁的王女士就是其中的一位。

一　发病和治疗经过

四年前，王女士在体检时发现左侧乳房肿块，但未引起其重视。一年前，外院乳腺磁共振检查显示："左乳外上象限不规则强化灶，左腋窝多发小淋巴结，BI-RADS 4c 类"，故在全麻下行"左乳癌改良根治术＋筋膜组织瓣成形术"。

术后病理切片显示：（左乳）实性乳头状癌（以导管内为主），雌激素受体（ER，+++ 90%），孕激素受体（PR，++ 90%），人表皮生长因子受体 2（HER2，1+），乳头、皮肤和基底切缘未见癌组织，腋窝淋巴结未见癌转移。

王女士术后服用药物来曲唑后，出现明显潮热出

汗，早上起床时内衣常常湿透，并出现明显的疲乏和胃纳下降。

另外，王女士出现全身骨骼酸痛，其中又以腰部、坐骨最为明显，只要一坐下或站立不动，腰部和坐骨就酸痛得受不了，只好不停地来回走动……

二　来曲唑是一个什么药物

乳腺癌是我国老年女性最常见的恶性肿瘤之一，其中约 80% 乳腺癌患者的雌激素受体、孕激素受体或两者阳性。为降低乳腺癌的复发率，提高生存率，雌激素受体、孕激素受体阳性的乳腺癌患者，常需接受辅助内分泌治疗，以减少内源性雌激素对乳腺组织的不利影响。

芳香化酶抑制剂，包括非甾体类（如来曲唑、阿那曲唑）和甾体类（如依西美坦），是乳腺癌患者辅助内分泌治疗的常用药物，这类药物主要是通过抑制体内芳香化酶的活性，阻止体内雄激素转化成雌激素。由于内源性雌激素合成下降，患者不仅容易出现潮热出汗等症状，而且由于骨质丢失加快，容易出现全身骨骼酸痛等症状。

王女士骨密度检查显示其腰椎和髋部均为骨质疏松（T 值 < −2.5）。血清骨代谢标志物检查显示 I 型胶原交

联羧基末端肽明显增高（1391.0pg/ml），提示其破骨细胞活性增强，骨质正在快速丢失。

三　目前的治疗方案

鉴于王女士在服用芳香化酶抑制剂来曲唑后出现明显的潮热出汗、全身酸痛，且其拒绝继续服用，故改服选择性雌激素受体调节剂他莫昔芬。

他莫昔芬是乳腺癌患者辅助内分泌治疗的另一类药物，它一方面能与乳腺组织中的雌激素受体结合，抑制乳腺增生，降低乳腺癌复发风险；另一方面能与骨骼系统中的雌激素受体结合，延缓骨质丢失。但接受他莫昔芬治疗的患者，需定期（每 6 ~ 12 个月）接受 B 超检查，以了解子宫内膜厚度。

唑来膦酸是第三代双膦酸盐类药物，主要通过抑制破骨细胞的活性和诱导破骨细胞凋亡来抑制骨吸收。大量临床研究表明，唑来膦酸不仅能迅速降低乳腺癌患者的骨转换水平，延缓骨质丢失，而且有助于预防和治疗乳腺癌患者的骨转移。

由于王女士患有骨质疏松，且其骨质正在快速丢失，又无肾功能异常，故在补充钙和维生素 D 的基础上，静脉滴注抗骨吸收药物唑来膦酸。

王女士在接受上述治疗措施 3 天后，就感到潮热明显缓解，夜间出汗减少，腰部和坐骨等处酸痛缓解，可以安静地坐着或站着干活了！

病例十九
当骨质疏松遇见肾功能不全，哪个药物能够挺身而出

眼看天气就要转冷，86 岁的叶奶奶想把储藏室里的快热电暖炉拿出来。谁知一拉电暖炉，叶奶奶腰部出现一阵剧痛，无法动弹。女儿赶紧送她来医院，磁共振检查显示第 1 腰椎新鲜压缩性骨折，骨密度检查显示骨质疏松，血生化显示重度肾功能不全（肌酐清除率约为 20.5ml/min）。虽然经椎体成形术治疗后，叶奶奶的腰痛已经缓解，但还需要接受抗骨质疏松治疗。那么，如何来给叶奶奶选择抗骨质疏松药物呢？

一 双膦酸盐类药物

双膦酸盐类药物是目前常用的抗骨质疏松药物，其中又以阿仑膦酸钠和唑来膦酸最为常用。尽管阿仑膦酸钠片（70 毫克）在口服后的吸收率很低（不到 1%），但吸收后的阿仑膦酸钠主要通过肾脏排泄，当肾功能受损时，阿仑膦酸钠通过肾脏的排泄就会下降，体内容易

出现蓄积，因此不推荐使用于肌酐清除率小于 35ml/min 的患者。唑来膦酸（5 毫克）1 年静脉滴注 1 次，使用方便，但由于唑来膦酸在体内不被代谢，以原形经肾脏排泄，容易引起肌酐一过性增高，故禁用于肌酐清除率低于 35ml/min 的患者。因此，这类药物不合适。

二　雌激素受体调节剂雷洛昔芬

该药不是雌激素，而是一种人工合成的类似雌激素的化合物，它能选择性地作用于骨骼上的雌激素受体，表现出类雌激素的活性，从而抑制骨吸收，降低椎体骨折的发生率。虽然该药主要在肝脏代谢，从粪便排泄，仅约 6% 从肾脏排出，但同样不适合严重肾功能不全患者使用。另外，该药有轻度增加静脉血栓栓塞的风险，故有静脉血栓栓塞病史、血栓形成倾向（如长期卧床和久坐）者禁用。

三　促骨形成药物特立帕肽

特立帕肽是一种利用基因重组技术人工合成的氨基酸片段，每天小剂量（20 微克）皮下注射，不仅能明显增加骨量，降低椎体和非椎体骨折的风险，而且能加速骨折愈合，特别适合有椎体骨折史的老年女性骨质疏松症患者使用。但该药价格较高，且需每天皮下注射，禁用于严重肾功能不全的患者，因此，该药不合适。

四　降钙素类鼻喷剂或注射液

降钙素能缓解骨痛症状，对骨质疏松性骨折所致的慢性疼痛，以及骨肿瘤等疾病引起的骨痛有效，因而适用于伴有疼痛症状的骨质疏松症患者使用。尽管该药使用不受肾功能损害的影响，可用于严重肾功能不全的患者，但该药抑制破骨细胞活性的能力较弱，抗骨质疏松效果较差。另外，国外有研究表明，长期使用该药，会增加患者患癌的风险，因此连续使用一般不超过 3 个月。

五　RANKL 抑制剂地舒单抗

地舒单抗是一种全人源单克隆抗体，能有效抑制破骨细胞的活化，抑制骨吸收，增加骨量，改善骨强度，降低新发髋部、椎体和其他部位骨折的风险。与双膦酸盐类药物不同，地舒单抗对肾功能无不良影响，因此地舒单抗适用于肾功能不全的患者。另外，地舒单抗每 6

个月皮下注射1次（60毫克），使用方便，不良反应少。

综上所述，叶奶奶可以优先选择使用地舒单抗。当然，叶奶奶在接受地舒单抗治疗后，还需坚持补充钙和维生素D，注意勤晒太阳、常喝牛奶、适当运动、预防跌倒，并定期到骨质疏松科和肾内科门诊随访。

病例二十
肩膀痛、脖子痛、屁股痛！却不是骨质疏松引起的

73 岁的王奶奶说她在一个半月前莫名其妙地出现双肩、颈部和骨盆等部位疼痛、僵硬，手臂难以平举，头部不能转动，行走和下蹲困难，但无明显头痛和视物模糊等不适。

王奶奶说，疼痛和僵硬在早晨醒后最为明显，起床后经过一个多小时的活动和不停的拍打，疼痛可以缓解，但是如果静坐半小时，又会出现上述症状，只好不停地来回走动，不停地用手拍打肩部、颈部和臀部，而止痛药（双氯芬酸钠缓释片）效果出奇的好，服用后 1 个小时疼痛就基本消失。

一　众里寻他，竟是这个容易被忽视的病

患者入院后骨密度检查显示骨量减少（其中腰椎骨密度 T 值为 –1.8），实验室检查显示血沉 81mm/h（参考值范围 0 ~ 20mm/h），超敏 C 反应蛋白 34.5ng/ml（参

考值范围 0 ~ 8ng/ml ），但类风湿因子 < 20IU/ml，骨代谢标志物检测显示 I 型胶原交联羧基末端肽为 332pg/ml，余检测未见异常。

综合患者的临床症状和检查结果，考虑风湿性多肌痛（PMR）。

PMR 是一种以肩胛带、颈部和骨盆带等四肢和躯干近端肌肉疼痛和僵硬，伴血沉明显增快为特点的临床综合征，见于 50 岁以上的中老年人（发病年龄高峰为 60 ~ 80 岁，女性多于男性），与遗传、免疫、年龄和环境等因素有关，是一种血管炎症。

PMR 患者除了出现双肩、颈部和骨盆等部位疼痛，出现晨僵和静止后"胶着感"外，还可出现疲倦、低热和体重下降等全身症状。该病如不及早发现、及早治疗，持续的疼痛不仅会严重影响患者的生活质量和心理状态，而且可出现肌肉萎缩、关节挛缩等严重后果。

二　拨云见日，PMR 诊断重在鉴别

由于 PMR 发病率低（1% 左右），又没有确诊的检查指标，因而很容易被误诊误治。患者常常反复到骨科、疼痛科、感染病科、神经内科等科室就诊后，才想到可能是风湿免疫方面的疾病。

按照 1984 年 Healey 的 PMR 诊断标准，需满足以下几个条件：①年龄 > 50 岁；②血沉 > 40mm/h；③在肩胛带、颈部、骨盆三个部位中，至少两个部位出现疼痛和僵硬，且持续时间超过 1 个月；④晨僵持续时间 > 1 小时；⑤对糖皮质激素治疗反应迅速；⑥排除其他能引起骨骼肌肉系统症状的疾病，如类风湿关节炎、多发性肌炎和纤维肌痛综合征等风湿性疾病，恶性淋巴瘤、多发性骨髓瘤等恶性肿瘤，感染性心内膜炎、结核等隐匿性感染。

三 因人而异，PMR 治疗需谨慎

小剂量糖皮质激素（如泼尼松 10 ~ 15mg/d）是治疗 PMR 的首选用药，该药物可迅速缓解症状，并使血沉和超敏 C 反应蛋白持续下降，多数患者可在 2 ~ 3 年内停药，少数患者需要小剂量维持多年。

但王奶奶目前不适宜选用糖皮质激素，因为尽管王奶奶没有咳嗽、咳痰、咯血等结核症状，但其结核感染 T 细胞明显增高（89.29pg/ml）。虽然结核感染 T 细胞增高，只能说明她曾经感染过结核杆菌，但此类患者如需使用糖皮质激素，应酌情选用异烟肼（单药）抗结核。另外，长期使用糖皮质激素，会出现一些不良反应和并发症，如血糖增高、白内障、骨质疏松和尿路感染等。

　　鉴于王奶奶病情较轻且其对非甾体类抗炎药反应良好，故暂时予非甾体类抗炎药治疗。另外，王奶奶要注意保持心情舒畅，坚持平衡膳食和适当锻炼，避免受凉和过度劳累，定期门诊复查。